Dr.ヤンデルの病院選び

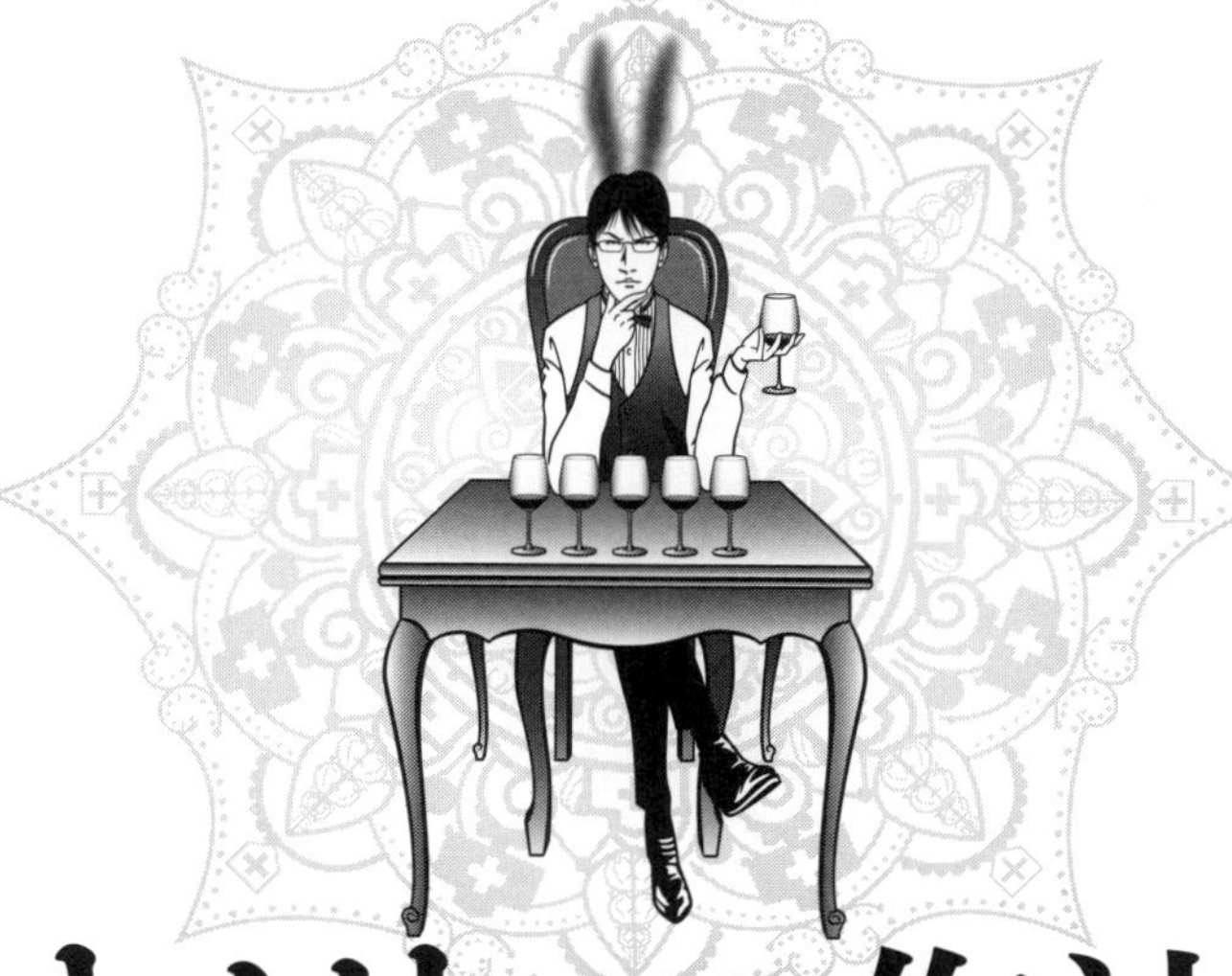

ヤムリエの作法

YAMMELIER'S METHOD

市原 真
札幌厚生病院病理診断科
著

丸善出版

いきなりですが、……ヤムリエと申します

こんにちは。はじめまして。当店のヤムリエでございます。「病理医ヤンデル」と呼ばれることもございますが、そちらでしたらご存じの方もいらっしゃるかもしれません。ヤムリエの名前でお会いするのはおそらくはじめてのはずでございます。

ええ、ヤムリエ。

ご存じないですか。

でしょうね。

たった今、私[1]がつくった言葉ですからね。

私、こう見えて、多くの病（やまい）を診断する、病理診断医というものをなりわいとしております。北海道は札幌市、田舎病院の角部屋[2]で、イントラネットとインターネットの中に埋もれながら、さまざまな医療者たちを相棒に、病気を構成する細胞たちと丁々発止斬り結ぶ、いささかアコギな稼業で暮らしてございます。

ヤムリエのささやき

ささやき1　市原 真（いちはらしん）と申します。申し遅れましたが、本書には**注釈欄**（**【ヤムリエのささやき】**）を御用意致しました。この注釈欄だけを拾い読みすると、忙しいあなたにも本書のエッセンスがうまく伝わるような構成でございます。いろいろ工夫をするのでございます。

ささやき2　新千歳空港から札幌駅に向かうとき、札幌駅の手前で進行方向の左側に見えてくる建物の、2階の一番左側の窓に手を振っていただけますと、私も手を振り返します。見えていれば。

ただ、話は少々複雑でして。

私にはさらにあと二つの顔がございます。

一つは「臨床・病理対比の専門家」という、およそ世間の医療者たちがイメージしている病理医とは似つかない、「内視鏡やＣＴ、ＭＲＩ、超音波の画像、さらには血液検査データなどと、病理診断の結果をつきあわせる」というお仕事をしております。これはいってみれば、ライフワーク。本書をお手に取られた方の中には、こちらで私の名前を存じ上げられた方もいらっしゃるとか。光栄なことでございますが、この話はいずれ、別の機会に。

さて、もう一つが問題でして。

私はお恥ずかしいことに、インターネットの世界で少々オイタをしておるわけでございます。「病理医ヤンデル[3]」などと申しましてね。先日などはこの通り名を知った息子が呵々大笑しておりました。

「その名前はないよ、医者として信用されないよ」

まったく返す言葉もないのです。

ささやき３
Twitter: @Dr_yandel.
Instagram: dr_yandel.

ただその恥ずかしげな通り名のおかげで、こうして執筆の機会もいただけたわけで。人生何がうまく転ぶか、わかったものではございません。

本書にて私が依頼された内容は、

「医者が病院を選ぶときにはどういう観点で選んでいるのか。何かお得な、役得みたいな、医者ならではの視点みたいなものはあるのか」

とのこと。

う〜む、医者の役得ってか。

そういうのは臨床のお医者さんたちに聞いたほうがいいんじゃないかなぁ〜。

ちょっと躊躇しましたが、それでも私はこう見えて、恩義を知る人間でございます。丸善出版といえば拙著『いち病理医の「リアル」』（２０１８年2月刊）を、およそ一般向けとはいえない高額で世に出してくださった大恩ある出版社。拝んでも成仏しきれないほどの尊い会社でございます。微力ながらお骨折りいたしましょう。私はそうメールでお答えしたのでございます。ただ、その返信もそこそこに、私は少し考え込みました。

『Dr.ヤンデルの病院選び』っていうタイトルはちょっとアレだなぁ。

最初に懸念したのがこれ。だって、なんだか縁起悪そうじゃないですか。まぁ病んでるから病院を選ぶって、一本スジは通ってるなぁとは思いますけれども。

そこで私は、本書においては通り名を変えようと思い至った[4]のです。

病全般を知り、病ごとにどのような対処をしたらいいのかを、お客様（読者のあなたのことです）の好みや指向にあわせて、スッと提案できる存在……。

レストランでいうならあれだ、ソムリエ。ソムリエみたいな存在になることを目指して、この本を書こう。

病院選びのソムリエだ。

やまいのソムリエ。

ヤムリエ。

これでいこう。

すぐ決まりました。

というわけで私は本書の仮タイトルを『ヤムリエの病院選び』と決めてさっそく執筆に取りかかったのです。ところが、病院選びというのはこれがなかなか、医者にとっても一大事。当初、気軽に承ったお話ではございましたが、その後私は思考の淵に深く沈み込み、思いのほか重厚な本が完成したのです。おかげで、この「自己紹介」を除きますと、「ヤムリエ」というフレーズはなんと「しまいのコトバ」まで出て参りません[5]。

ささやき4　なぜ「本名で書こう」と思わなかったのかがなぞです。

ささやき5　おまけに正式決定したタイトルを見ると、（あだ名増やした意味がないのでは？）と思いましたが、それはまぁ言わないことにしましょう。注釈に留めます。

以上、ライトなテンションで書き始めた本書ではございますが、こう見えて本文はなかなかしっかりしているのでございます。本屋でここまで立ち読みされた方。たぶん次は「しまいのことば」を読まれることでしょう。やめといたほうがいいですよ。たぶん途中を読んでからのほうがよいでしょう。何せテンションぜんぜん違いますからね。……でも、「やめろ」というと「読みたくなる」でしょう。策略です。策士ですから。

ヤムリエというのはいつだって、おすすめはしますけれども、最終的に選択をするのはお客様のほうです。もちろん私のほうは、おすすめしたままに注がれたワインをテイスティングしたあなたが「よし、いいですね、このまま注いでください」と言うに違いないと信じて、こちらの思いをぶつけていくまででございます。

ヤムリエの作法、どうぞご堪能ください。

ヤムリエ／市原　真

本書をよく笑う息子とよく笑っていた祖母に捧げます。

２０１９年2月14日

目　次

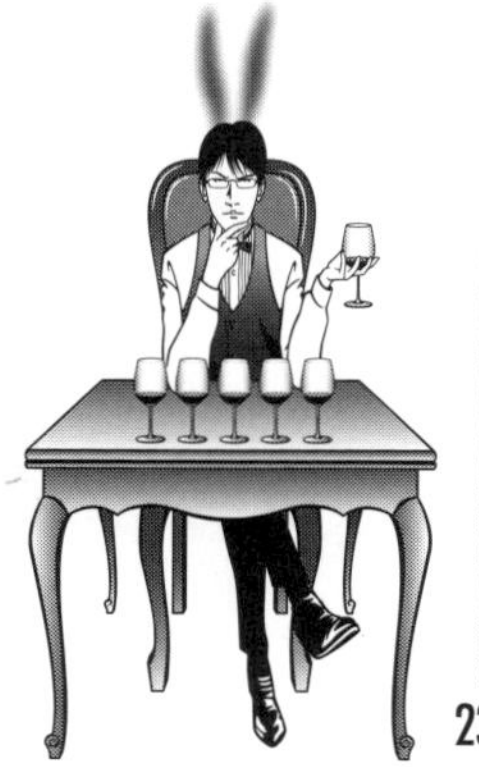

イラスト：亀倉秀人

第1部

ヤムリエの作法

～総　論～

1. 医者だって「かぜ」をひく 医者もときには患者です

私は、ネット上に友人がいっぱいおります。ツイッターというのは友だちをつくるのに大変便利です。だいたい8万4000人くらい[1]おります。毎日増え続けております。などと申し上げますと、「それは本当の友だちなの?」とおっしゃる方が出て参ります。なるほど、ごもっとも。一般にネット上の友人というのは「本当の友だちではない」と思われているふしがありますね。実際に面識があり、お互いに顔を知っている人のことを、ネットで知り合った人とは違うという意味で、「リアルの友人」などと呼ぶ方もいらっしゃいます。リアルとはこの場合「現実社会」を意味するのでしょう。

もちろん私にも、現実に顔を合わせたり笑い合ったりするような、リアルの友人がおります。人数はネットのそれと比べると4ケタほど少ないですけれども。私は今までそのような「リアルの友人」の話を、書籍や雑誌連載記事などに書いたことはほぼありません。書くのはもっぱらネット上の8万4000人の話ばかり。そんな私が、これからまさに「リアルの友人」の話をしようというのです。珍しいですよ。めったにないです。言ってみれば「蔵出し」であり、熟成を重ねた末にようやくお目にかける秘蔵のエピソードであります。ぜひ

ヤムリエのささやき

ささやき1 ツイッターでの相互**フォロー人数**です。2019年2月6日現在。

じっくりと味わっていただきたいなぁと思う次第でございます。
ただ、その味わいは、なんと申しましょうか……甘くはございません。
どちらかというと、少々苦いのです。

リアルの友人が、私に電話をかけてきました。そう……忘れかけていた頃に。

友「お〜う、久しぶり」

私「やあ久々。元気にしてた？」

友「うん、それがさぁ、元気っていえば、元気なんだけど……」

おっ、どうしたのかな。気になります。長らく連絡も取っていなかったような友だちがこうして電話をかけてくるということは……。
この本を手に取られた方なら、あるいは、もうピンと来ているかもしれません。
彼らは、私に、医療相談をしようとしているのです。

友「じつは最近、腹が痛くてさ」

私「腹がね、そうなんだね」

友「それでさぁ。なんかさ、薬とか持ってないかなぁ。痛いときにさっと飲むやつ」

私「薬かぁ……」

＊　＊　＊

私は医師免許を持っております。病理診断医という珍しいタイプの医者[2]でして、皆様がぱっと思い浮かべる医者のイメージとはだいぶ異なる仕事をしております。でも、友人たちからすると、そこは大した問題ではありません。医者は医者です。気軽に連絡が取れる医者なんて、ちょっと便利そうですよね。

そんな私に電話してきた友人は、いったい何を考えていたのでしょう。ちょっと想像してみましょうか。

（あいつ医者だったたな。俺、今、腹が痛ぇんだよな。これがどういう病気か、わざわざ病院に行かなくても、聞いたら答えてくれるかもしれないな。薬くらい持ってるかも。医者ならではの、お得情報を持っているかも。友だちだから教えてくれるんじゃねぇかな。気軽に相談に乗ってもらえそうだな）

ささやき2　病理専門医（病理診断医）という資格を持つ人は2018年9月現在で2483人しかいません（日本病理学会ホームページより）。とても少ないです。あっ、ちなみにプロ野球選手の登録者数がだいたい900人くらいです。もっと少なかったです。比べる相手を間違えました。うっかり。

……こんなところでしょうか。あっ、ちょっと何か、胸の奥が「ちくっ」としました。なんでしょうね。あまり深いことを考えるのはやめておきましょう。久々に電話してくれてありがとう。役に立てればいいんだけどな。

私のセンチメンタルな感傷はこの際置いておくとして、じつは、電話での医療相談では、もう少し具体的に困ったことが生じます。この困ったことというのは、私と友人の認識が少々食い違っているために起こることです。そう、友人は、「ずれて」いるのです。

まず、私は確かにいくつかの病気には詳しいです。でも、あらゆる病気に精通しているわけではありません。私が詳しいのは基本的に「がん」、さらには「病理診断」という専門分野の話です。[3]「腹痛」のプロではないです。そんな私に、電話で腹痛の相談をしようというのが少し「ずれて」いるなぁ、と感じます。あいつ医者だから腹痛には詳しいだろう、ということなのでしょうが、それ、あいつ野球選手だからピッチャーもセカンドもできるし、盗塁も代打逆転満塁ホームランも狙えるだろう、くらい乱暴な考え方です。今どきの医者は野球選手以上に分業が激しい[4]のです。

さらに言えば、私は、日常的に便利な薬を持ち歩いているわけではありません。電話で頼まれれば、すぐに薬を処方できる、というシステムも持っていません。現代の医者は、病院外で処方薬を「友だち価格で、気楽に」提供することなどできないのです。裏ルートがあるんだろう、と脇をつついてくる方もいらっしゃいますが、少なくとも私は知りません。

私は、確かに医者ではあります。けれども、電話で「腹痛の薬、ない……?」と聞かれて

ささやき3　**がん**というのはたいていの場合、「細胞を採取して顕微鏡でチェック」しないと診断も治療も先に進まない病気です。このチェックをするのが**病理専門医**です。

ささやき4　私は妙に**野球**にたとえるのが好きな中年だなぁと思いました。でもじつは**サッカー**のほうが好きです。

も、正しい診断もできませんし、ほどよい薬も渡せません。

これは必ずしも私に限った話ではなく、結構な数の医療者たちが、

「友人からの電話相談はちょっと難しいなぁ。自分の専門範囲をピンポイントで相談されるならまだしもなぁ」

と感じているはずです。


そんなわけで、私は「電話での医療相談」みたいなものに遭遇すると、悩んでしまいます。それが久しぶりの友人からの電話ならなおさらです。あ〜あ、もやもやするなぁ。医者だからって、何かすごいお得なことができるわけでもないし、友人だからといって、特別扱いはできないんだよ。ごめんな。役に立てなくて。


ところが、仕事仲間にこの話をすると、ケラケラと笑われてしまいました。

「そこまで気にしなくていいじゃん。適当に知ってること言えばいいんだよ、相手だってそこまで真剣に医者としてのお前を利用しようと思ってないって」

「友だちの看護師なんか、めっちゃ両親に健康アドバイスしてるよ」


……そうかもしれない。

先ほど、勝手に友人の思考を想像したけれど、友人だってそこまで打算的に私に電話をか

けてきたわけではないかも。

もっと気楽に、できることを答えればいいのかもな。

今ある知識をほどよく用いて、ライトに答えればいい。どうせ私と同年齢くらいの友人が電話で相談する程度の腹痛だ、たいしたことはない。簡単に答えればいいんだ。

気を取り直して、当たり障りないアドバイスをしようかと思い直します。


でもその、「当たり障りないアドバイス」というのが、じつは本当に難しいんです。

今の医療はどんどん進歩しています。診断の方法、薬の使い方、5年前にはなかった新手法が次々と生み出されています。検査を受けるときの患者さんの負担がとても軽くなっていたりします。劇的な効果をもたらす治療が認可されていたりもします。

そんな日進月歩の医療界に暮らしていると、自分が免許上は医者だからといって、専門でもない領域の医療について軽々しくアドバイスしようという気にはなかなかなれません。私なんかよりも、きちんと病院で話を聞いてもらったほうがいい。友人が病院に行く機会を奪ってしまうのはいやだなぁ、なんて思います。


結局、電話での医療相談において、結論はたいてい一緒です。

「電話で済まそうとしないで、病院に行ったほうがいいよ」

パパッと簡単にアドバイスできればいいけどさ、やっぱり、病院行ってちゃんと診てもらったほうがいいよ。そのほうがずっといいんだよ。

いわゆる、「正論」です。

ということで、冒頭の会話の続きをお目にかけましょう。

＊　＊　＊

友「じつは最近、腹が痛くてさ」

私「腹がね、そうなんだね」

友「それでさぁ。なんかさ、薬とか持ってないかなぁ。痛いときにさっと飲むやつ」

私「薬かぁ……薬の前にさ、どういう腹痛か、もうちょっと聞かせて」

友「おっ何、診察してくれんの？（笑）」

私「いやそんないいもんじゃねぇよ、しょせん電話だから。でも聞くわ」

友「メシ食うと痛むんだよ」

私「メシ食うと、痛む。ふむ[5]」

ささやき5　続きをうながします。

友「うん、それで、キリキリってするんだよな」

私「キリキリって感じね[6]」

友「うん。あと……ほかに何言ったらいいんだ？[7]」

私「そうだなぁ、痛む場所はどこさ。場所」

友「ん？　まんなか」

私「お腹の真ん中ね。そうだなぁ、へそより上？　下？[8]　はっきりわからない感じ？」

友「あ～、へそと比べるなら少し上だわ。あれ？　上かな？　今痛くないからよくわかんないな[9]」

私「オッケー、そうだな、そうやって腹痛くなりだしたのはいつ頃から？　昨日？　今日？」

友「いや～これ結構長いよ。1年以上じゃねぇかな。え～と、あれは確か子供の運動会があってさ」

ささやき6　相手のいう言葉をかみしめつつ、先をうながすために「**おうむ返し**」しています。雑に返しているようにも見えますが、わりと本気です。

ささやき7　友人からこのセリフが出てはじめて「**助け船**」を出します。というか、友人がしゃべりたいことをしゃべりたい順番にしゃべりつくしてもらうまでは、こちらから質問はしません。

ささやき8　「**痛みの場所**」については、友人自身の言葉を補強するように問い直しています。「まんなか」といってもいろいろありますからね。

ささやき9　会話が続くとこのように、本筋とは少し違うのだけれども大事な情報（**痛みに波があること**）も得られます。

私「あ～運動会ねぇ。何年生のさ[10]」

友「え～と、あれは……、2？　3？　だから今から……う～ん、3、4年前かな」

私「まあ数年単位ってことな」

友「なんだよ、そんなにざっくりでいいのかよ（笑）」

（中略）

私「わかった、だいたい予想はつくんだけどさ、それ、病院かかったほうがいいわ」

友「結局病院かかるのかよ（笑）」

私「いや、じっくり診断してもらって、しっかり体に合う薬もらったほうがいい気がするんだよな。今こうやってひと通り話したら、お前の中でもまとまったろ？　**次、医者に説明するときは、説明が楽になるからさぁ。**[11] なんなら、今の内容を紙に書いて、病院に行くときに持って行ったらいいよ[12]」

ささやき10　友人でなければ「そういうのいいから」と言ってしまいがちな病気と関係ない情報ではありますが、**自分の症状を自分の歴史に紐づけて**思い出すというのはわりと役に立ちます。ですからそのまま続きを聞きます。ちなみに私は友人の子供とも会ったことがあるので、顔を思い出したりしています。

ささやき11　「**病院でどういうことを話せばいいのか？**」は、非医療者が一番わからないポイントかもしれません。まぁ好きにしゃべればいいんですよ、聞き出すほうもプロですから。でも、「そうか、こういうこと話せばいいんだな」ってわかっていると、病院に行くおっくうさが少し薄れると思います。

ささやき12　『**医者の本音**』（中山祐次郎著・SB新書）にも「自分の症状を紙に書いて病院に持っていきましょう」と書いてありました（3章、表1参照）。この本、いかにもうさんくさそうなタイトルですが、誠実な医師がきちんと書いたとてもよい本です。

友「おっそうか。なんだっけ、ええと、腹が痛くて、もう3、4年くらい痛くて、食べた後に、食べた1時間くらい後に痛いことが多くて、吐いたりはしてなくて、あとへその上あたりが痛いけど、なんかぼんやりしててよくわかんない。これくらい言えばいいのか。書いとくか」

私「そういうこと、そういうこと」

友「そこまでわかってんなら薬出してくれりゃいいじゃん（笑）」

私「俺よりも、胃腸科でしっかり診てもらったほうがいい[13]んだ。薬だっていくつかある中からいいヤツを選んでくれるし」

友「**おっ、胃腸科に行けばいいのか。なるほど。どこ行けばいいかわかんなかった。**ありがとな。じゃあそっちで薬もらうわ。病理医ってのは、薬出せないから役に立たねぇなぁ（笑）[14]」

結局伝えたことは「いいから電話で済まさずに病院行けよ」という正論なのですが、さすがにそれだけだと友だち甲斐がなさすぎますので、いくつかのポイントを踏まえた会話をしてみました。

ささやき13　**本心**です。

ささやき14　**決まり文句**です。傷つきます。

①電話の内容だけで判断したり、対処法を伝えたりはしない
②話をさえぎらない。言いたいことはひと通り言ってもらう
③相手が会話に詰まったタイミングで、医療者が聞きたい内容をさらに引き出す
④話した本人が、自分の状態を分析しなおす手助けをする
⑤まあ、結局のところ、結論は「病院行け」だけど、病院に行くのが少しだけおっくうじゃなくなるように、病院での説明を助けるような会話をめざす
⑥相手の中で、まとまった内容を紙に書いておいてもらうと、受診のときに役立つ
⑦「何科の病院に行ったらいいか」が相手にとって一つの便利な情報となる

私は、自分が医療者であるからこそ、「電話のアドバイスで適当に乗り切ろうとせず、適切に病院に行くことが一番本人のためになる」と思っています。専門家につなげたほうが絶対にいい。医療というのはうまく使えばすばらしいサービスです。電話一つで安心してしまい、受けられるはずだったサービスの機会を逃すのは、もったいないと思います。この本では、皆さんが医療をきちんと受けるためのお手伝いができればいいなと思うのです——。

……さて。

ここまで私は、いかにも医者っぽいことを書いて参りました。診断というのは電話ではで

きない、たとえ医者とはいえ、専門外の領域に軽々しくアドバイスして医療を受ける機会を奪うべきではない[15]……など。

でもね。

もうちょっと腹を割って話したほうがいい気がしました。せっかくの単行本、それも書き下ろしですし、それに、ちょっと気になっていることがあるのです。

……本書の編集者の一人は、ここまでの文章を読んだときに、「よしよし。いい滑り出しだな」と思ったようです。「病院に行く手伝いをする本ですもんね、安易にドクターに電話で質問して済ませようとするな、ちゃんと病院に行けってことですね。いいですね」。納得していただいたところで恐縮ですが、私はあえてここから、話を少しフクザツにします。

「具合が悪かったら病院に行け」なんて、こんなの子供でもわかってます。**「わかってるけど面倒だ」という論理**が、人生には厳然として存在しますよね。

病院に行ったほうがいいというのは「正論」です。病院に行くのが面倒というのは「人情」です。

私が気になっているのは、

「正論で人情をぶん殴るような本を書いてよいのだろうか？」

という問いなのです。

ささやき15　こっそり申し上げますが、インターネットなどでさまざまな領域にコメントしている医者を見ると、「**軽々しい奴**だな」と思います。

インターネットには、「自分の病気を5秒で診断しよう」とか、「病気のリスクを簡単なアンケートで浮き彫りにするアプリ」とか、「自分で病気を治すためのテクニックを公開する動画」といった類いの記事が、とても多く見つかります。ネットだけではありません、電車の中吊り広告にだって、コンビニで手に入る週刊誌や健康情報誌の見出しにだって、似たようなうたい文句はいくらでも見てとれます。

どれもこれも、なんだかうさんくさいものばかり。これらが健康のために役立つとはとても思えません。[16]

けれども、こういう記事はまったくなくなりません。ネットではグーグルなどの検索エンジンが医学的信頼度の低い記事を検索上位に表示させないような仕組みを実装し始めたのですが、アヤシイ医療情報はあの手この手で世の中に拡散されていきます。

なぜこんなニセモノ記事が流行るのか。

それは、「正しいけれど面倒」に対抗するような、「正しさは二の次で、とりあえず手に入りやすくわかりやすい情報」が強く求められているからです。

私たち医療者は、ヒステリックに叫び続けてきました。

「ああ、もう、そんなデマ記事を頼りにするのはやめてください!」

「ニセ医学を駆逐せよ!」

「もっと病院を頼ってくれ! エセ医療にダマされないでくれ!」

でも、うさんくさい記事は一向に減りません。

それどころか、記事のつくり手たちが医者たちにケンカを売り、炎上しながら知名度をあ

ささやき16 でも使えるアプリがまったくない、というわけではないので難しいところです。例えば、総務省消防庁が出している「**Q助**」。アプリに表示される質問に答えていくことで、今の自分が救急車を呼ぶべきかどうかを判断してくれる、というスグレモノで、スマホをお持ちならばすぐにダウンロードすることをおすすめします。タブレットやPCの方はウェブ版を使うことができます。いずれも**無料**。

げて医者よりも有名になり、顧客を増やしてお金を稼いでいたりします。

医療者は言います。

「病気のことを知りたければ、病院に行って聞けばいいじゃないですか！ 専門家を頼りにしてくれればいいじゃないですか！ どうしてあなたがたは、ネットでわざわざシロウトの話にだまされるんですか！」

それはね、正論ですよ。たいていの人々はそんなことはよくわかってます。それでも、具合が悪くなったからといって、まずいきなり病院に行こうとは思いません。**わかってるけど面倒だもの。**

ネットの記事をツマミ読みするってのは、「ほとんどタダだし、ラク」です。病院に行くくらいならまず、ネットのうさんくさい記事を斜め読みしてしまう。中には、手軽に実践できるお気軽健康法くらい載っているかもしれません。簡単な質問事項をクリックするだけで、ある程度の病名がわかるような簡易な判別システムが出てくるかもしれません。そしたら、病院に行かなくて済むかもしれない。**「安くてラクだ」というのは圧倒的な価値です。情報が正確かどうかなんて、かすんでしまうくらいに……。**

ネットで医療記事を探す人々は、私たち医療者から見たら確かに、「医療のシロウト」かもしれない。けれどもそれは、「人生のシロウト」ってわけじゃない。私たちは、今まで、あなたがたを「シロウト」とあなどって、懇切丁寧に正論を叩き込んできました。そればっかりやってきました。けれども、本当のあなた方はシロウトどころか、人生をさまざまな手段で乗り越えてきた「達人」なのです。

例えば。

ちょっと安いほう、ちょっとラクなほうを選んだとしても「大差ない」ということって、世の中にはよくあるじゃないですか。

公開された映画を見に行かずに、翌年のテレビでの公開を待って録画してみようとか。爆発的にヒットした単行本があったら、文庫本が出るまで待とうとか。家電は展示品処分を狙えば安く買えるとか。これらはセコい技術ではなくて、生きるための知恵です。

健康とか病気に関する話にも、このような「知恵」があるはずだ。これこそがごく一般的な感覚だと思います。あらゆる消費活動と違い、健康や医療のときだけは「正論」に従わなければいけない、というのは、すぐには受け入れられません。

「毎回毎回、具合がちょっと悪くなるたびに、病院に安くない金を払って何かを教えてもらわないといけないんですか！」

「薬を買わなければだめですか！」

人生の達人たちが疑問に思うのは至極ごもっともです。思わないほうが不思議なくらいです。

「病院にかかってプロに見てもらえば一番いいってのはわかるよ。けど、時間もかかるし、金もかかる。面倒なんだ。

安くてラクに手に入る情報の中に、今の自分にぴったり合うものが見つかるかもしれない。それが一番いいじゃない。
いや、ま、どうしてもいい情報が見つからなかったら病院に行くよ。それはわかってるよ。わかってるって。……怒るなって。
でもさぁ、見つかるかもしれないだろ。
安くてラクな方法が、見つからねぇかなぁ……」

一時期、「ライフハック」という言葉が流行りました。最近はあまり聞かないですけれど。ちょっとした工夫で、人生をお得に、楽しく、ラクにやっていこうじゃないか、という技術のことです。

「安く、ラクに、健康になりたい」というのも、一種のライフハック探しです。医療者がいかに口を酸っぱくして「病院に行け！」といったところで、ネットの海に無料で転がっているライフハックの数々はよっぽど甘くささやきかけてくれるのですから、到底かないません。

先ほど友人に言われた「病理医は役に立たないなぁ」という言葉がまだ耳の中でダンスしています。

友人は、苦笑しているようでした。無理もありません。

「病院に行かなくてもいい方法を教えてほしいから電話して、長々としゃべったのに、結局病院行かされるのかよ（笑）」

気持ちはわかります。彼はあくまで、「安くてラクな方法」が知りたかっただけなのです。私はそれに正論で答えてしまった。友人の笑い声が私を考えさせます。そして、彼は最後に、付け加えます。

友「じゃぁさ、病院行くわ。胃腸科でいいんだよな。**どこかしっかりみてくれる病院、教えてくれよ**」

私「そうだな」

友「例えば、市原が今の俺みたいに腹が痛くなったら、どこの病院にかかるか教えてくれればいいや。**それが一番信用できるじゃん**」

私「……あっ……」

今、何かが見えた気がしました。

友「**医者だってかぜをひいたら病院かかるんだろ？　どこの病院がオススメ？**」

医者がかぜをひいたら、どこの病院にかかるか。それって、いわゆる「**医者発の、ライフハック**」ですね。

病院にかかれという面倒な正論を、ちょっとだけラクに、お得にサポートしてくれる情報。私は友人に、ただ正論をぶつけるだけじゃなくて、医者発のライフハックを添えて伝えればいいのではないか。

私は少しずつわかってきました。

病気になったら病院に行きましょうとか、専門家に診てもらいましょう、という言葉は、正しいけれど、わかるけれど、面倒だ。しんどい。

きっとそれは、「人生の達人たち」にはなかなか届かない。

けれども、よい病院の見分け方とか、どういうタイミングで病院にかかったらいいかとか、自分の体をどのようにアセスメントしたらいいかって話……ライフハックを添えて、「面倒な正論」を、「そこまで面倒ではない正論」にできればいいのではないか。「病院に行く前にラクに読む本」みたいなものが、書けるのではないか？

私「オッケー、とりあえず、今どこに住んでるんだっけ？　職場と家、どっちに近い病院がいいかな？　俺が同じ立場だったら、あんまりめんどうな受診はしたくないからさ。一発で話をわかってくれそうなところに行きたいよな……」

＊　＊　＊

私は医者です。医者は、自分の専門外の病気について、安易な判断はしません。病院の専門家に診てもらうのが一番安心だということをよく知っています。

そんな私自身が、もし病気にかかったら。もちろんまずは自分を正論で殴ります。「病院に行こう」。けれども、それだけでおしまいではありません。なるべくラクをしながら、病院という優れたサービスを受けることを目指します。

もちろん、病院に行くと決めた時点で、私の選択は必ずしも、「一番安くて、一番ラク」ではないです。けれども、医療の知識がある人間として最低限のリスクをカバーし、後でなるべく後悔しないように考えたうえで、「できるだけ安く、できるだけラク」な方法を選ぼうとします。だって私も、自分の人生をお得に歩みたいですからね。あなた方が人生の達人であるのと同じように、私も自分の人生に対しては達人でありたいのです。

私が一人の人間として、面倒をあまり感じずに達成できそうなラインを大事にしながら、医療とのつきあい方や、自分自身を診察する方法などを、ご紹介することにします。


この本は、つまり、そういう本になるのです。[17]

この本では、医師である私が病気になったとしたら、あるいは自分の大切な人が病気かもしれないと思ったとき、少しでもラクに、お得に、病院にかかる方法を、皆さんにお話しします。

ささやき17 **編集者**が「この本って、そんな本になるんですか！」と驚きあわてる姿が目に浮かびます。

ヤムリエの作法

・医者だからといって、専門外のお話に詳しいわけではない

・例えば、電話での医療相談。「当たり障りのないアドバイス」って難しい

・「正論」としては、電話で済まそうとしないで、病院に行ったほうがいい

・ですが、「病院でどういうことを話せばいいのか?」ぐらいの整理はできる

・その方法を病院に行く前に自分でやってみる

・この本は「安く、ラクに、健康になりたい」、そんな人生の達人である皆さんに贈る**「医者発の、ライフハック」**です

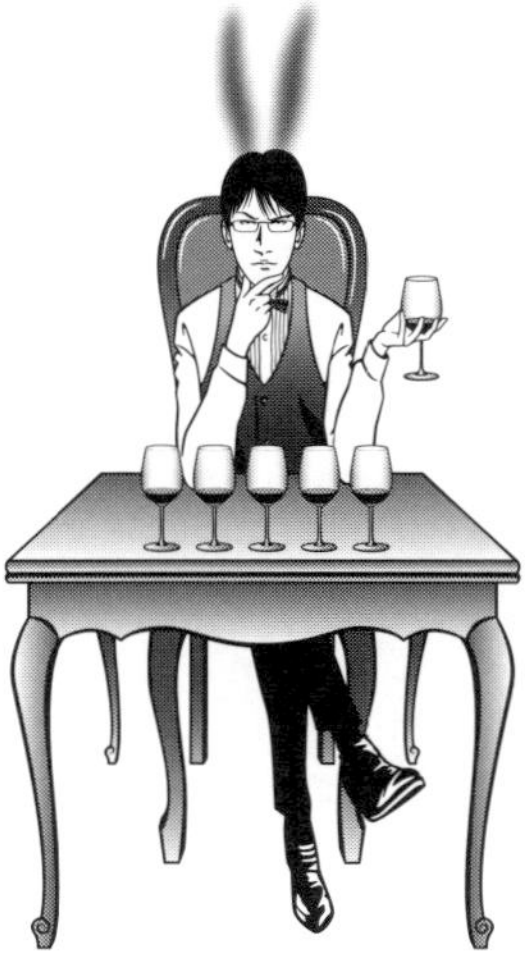

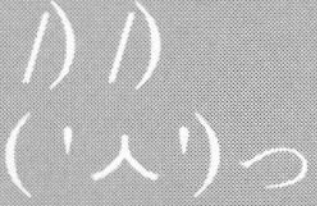

ときどきあらわれるうさぎ

2. 「いい病院」のホントの条件　医者の病院選びが患者より優れているかどうか

1章で早くも腹を割ったので、ここからはもう、まわりくどい話はしません。本音でいきます。この章では、「いい病院を選ぶということ」についての私の考えを述べさせていただきます。

ヤムリエのささやき

あ、そうだ……。

まわりくどい話はしません、と書いたばかりで恐縮ですが、言い忘れていたことがありましたので、ちょっとだけ脇道にそれます。すみません。

あなたは、自己啓発本を読んだことがありますか？

私はああいう本、純粋に「伝えて売るのがうまいなぁ」という理由で尊敬しています。

内容はともかく。

まず、タイトルがうまいですよね。本を買って読もうという気にさせます。なにせ、タイトルにいきなり結論が書いてますから。例えば……。

「毎日ツイッターを続けることで仕事効率が3・5倍になる」[1]

みたいに。ひと昔前だったらサブタイトルとして用いられていたような長めのフレーズが、そのまま書名になっていたりします。

でもね、そういう本を実際に読み始めると、タイトルに結論が書いてあるわりに、一番大事な話は、序盤はぜんぜん出てこないんですよ。なんだか、読み手の問題意識ばかりを浮き彫りにしておきながら、本論にはなかなか届かない。

「仕事中に20分以上の休憩を入れないという人がなんと○割もいるそうです（□□調べ）」

「ツイッターをやる人は○万人。依存症も危惧されています（□□新聞記事）」

こんな感じで、「背景」の描写が延々と続きます。

文章自体は読みやすいので、スルスルとページをめくっていきます。でも、なかなか本題に入らない。タイトルの「ツイッターを続けたら仕事効率が上がる話」はいつ始まるんだろうなぁ、と少しだけやきもきするわけです。

まあ、自己啓発本[2]に限らないですけれどね。こういう「じらし」は。

優れた小説だって、被害者が出て捜査が始まる前に、背景描写に何十ページも使っていたりします。SFに至っては最初から最後まで背景（というか設定）の描写しかしていないなんてこともあります。それはそれで文学のかたちです。

ささやき1　今適当に考えましたが、私はなんとなく、これで一冊書ける気がします。

ささやき2　『日常に侵入する自己啓発：生き方・手帳術・片づけ』（牧野智和著）という本があってですね、読むと、「**自己啓発本**ってあのあやしいやつだろ?」みたいなちょろい偏見が吹き飛びます。すごいおもしろい本です。おすすめ。

今お読みの本は、タイトルが『Dr.ヤンデルの病院選び』です。病院の選び方について書いてある本だな、とすぐわかります。ではその本題、タイトルにある「病院選び」は、いつ頃出てくるのでしょうか？

この本を、私が、自己啓発本のやり方で書くならば、本当に大事なことは後回しにして、序盤は「背景」の解説をするのがいいと思うんです。皆さんが一番知りたいであろう病院の選び方についてはなかなか触れずに8章くらいまで引っ張って、途中、病気についての考え方とか、病院とはこういうところだみたいな話を延々と挟む。

ある意味、それがお作法だと思うんですよ。

でもね。私はそういうの、うっとうしいなと思ってしまいます。

本書のコアである、「いい病院を選ぶ方法」については、たった今からこの章でほとんど書いてしまうことにします。じらしてもしょうがないです。まだ2章ですけれどもね、言いたいことをほとんど書いてしまおうと思います。じゃあ残りの章は何を書くんでしょう？　そこもちゃんと考えてありますが、まあ、後ほど。

ということで本題です。

「どこかいい病院ない？」「名医とか知らない？」と聞かれたとき、私は自分の頭の中で候補を検索します。

いい病院……、いい医者、ねえ……。

じつは、たいてい、あんまり思いつきません。いつも内心「困ったなぁ」と思っています。このことを人前でお話しするのははじめてです。怒られるかもしれません。しかし私はこの本では、自分が「人生の達人」になるための本音を話そうと決めました。だから正直に書きます。


本音はこうです。

いきなり「いい病院」を問われても、決められません。わかりません。


「えっ、医者のくせにいい病院知らないの?」

「医療ライターとかのほうが病院に詳しいんじゃないか?」

「あ、もしかして、いい病院ってめったにないの?[3] だから困ってるの?」

さまざまな感想がありそうです。

でもどれも違います。

私からすると、

9割以上の病院は、「普通にいい病院」だから、

です。いい病院を知らないんじゃなくて、よくない病院のほうが珍しい。だから、「いい病院」という視点だと選べません。

世間一般で言われているように、「病院にも当たり外れがあるよねぇ」という理論をもっ

ささやき3 ある種の陰謀論です。

と前面に押し出したほうが、書籍としては「ウケがいい」でしょう。そうやって書いたほうがこの本は売れるでしょう。でも、本音はやっぱり、「たいていの病院は、いい病院だよ」です。ここは譲れないのです。

私が医者だから、同業種のことをかばっているのではないか？[4] と思われるかもしれません。でももう少し細かい理由があります。

皆さんは、「あちこちに駄目な病院があって、結構な数の使えない医者がいる説」を、なんとなく信じていらっしゃいませんか。声の大きなメディアが、いつも「いい病院を選べ！」「ベストドクターの選び方！」「地域別、名医１００！」みたいなことを言ってますが、そういうのに踊らされていませんか。

声が大きい人が真実を語っているわけではない、と小声で言っておきます。「たいていの病院は金儲けが目的だ、いい医者はひと握りだ」みたいな話は聞き飽きました。私はむしろ逆だと思っています。[5]

くり返します。たいていの医者は「普通にアリ」です。

みんな基本的に十分仕事してます。

「最新の医療をしている病院」は無数にあります。

「優秀な医者」を選ぼうと思ってもみんな優秀です。

ですから、うまく絞りきれません。

ささやき4　かばうならこんなにバレバレのかばい方はしません。いくらなんでも、もう少し賢くやります。

ささやき5　逆、すなわち、「たいていの病院はいい病院だが、金儲け目的の、クソみたいな医者がひと握りいる」ということです。これについても後で触れます。

でも結論はまだこの先にあります。「病院なんてどこでもいいよ」という意味ではありません。

今から書く二つの文章が、この章の、ひいてはこの本のキーフレーズになります。編集部さん、鉄瓶ゴシック[6]みたいなゴリゴリの太字にしておいてください。

上手な病院選びとは、医師が「いい」と評価した病院を選ぶことではない。だってどうせほとんどの病院が、（医学的には）いい病院だから。

けれど、あなたにはあなたに合った病院というのがある。

例えば、私が病気になったとしたら、どこの病院もみんないい病院だからといって、「どの病院に行っても満足できる」とは考えません。やはり、自分の基準で病院を選びます。「私が行くならここだな」というポリシーが確かにあります。

「私が考える、いい病院」は……。

ひとまず、「ざっくり」と書きます。

1. 通いやすい

2. 通いやすい

3. 通いやすい

4. 通いやすい

ささやき6 編集部がどのようなフォントを選んでくださるのか楽しみにしています。

以上です。

なめとんのか、と思われましたか？　では、もう少し細かく書きましょう。

1. 家や職場から近い、ないしは交通の便がよいため、**通いやすい**
2. 医者以外のスタッフの指示・対応が適切で、**通いやすい**
3. 医者がなんだか信用できるから、**通いやすい**
4. 自分の病気にぴったりフィットしているから、**通いやすい**

こういうことです。

最初からこう書けよ、と思われたかもしれません。すみません。私としては「細かい基準は全て、**通いやすいかどうか**に集約される」というところを強調したかったのです。「通いやすさ？　えっ、それが一番大事なの？　医学とか医療のレベルに差があって、善し悪しが決まるんじゃないの？」と思われた方、私はまさにあなたのような方に向けてこの本を書いています。

一つずつ見ていきましょう。

1. 家や職場から近い、ないしは交通の便がよいために通いやすいのが「いい病院」

おそらく支払いたい人はいないであろう「病院代」。診療にかかる代金がいくらになるかは、患者の一存で決めることはほとんどできません。しかし、「交通費」だけは唯一患者側が調整しうる部分です。

お金だけではありません。時間のことも考えましょう。

健康ならほかのことができたはずの「病院に費やした時間」。診療にかかる時間は患者の気持ち一つで短縮なんぞできません。ただし、「移動時間」だけは患者が調整することができます。

病院に行くデメリットを考えるとき、多くの人は、「お金」と「時間」の2項目を挙げます。遠くの病院に行くと決めた時点で、病院のクオリティに関わらず、すでに人より多いコストを支払っています。かけた交通費や移動時間に見合うくらい、遠方の病院が「圧倒的にいい」と信じているからこそ、遠くの病院に通おうとされる方がいらっしゃるのだと思います。しかし、あくまで私の印象ですが、支払った労力のわりに得られるものが少ないように感じます。

私が病院を選ぶ場合の基準の一番目は、「場所」であり「近さ」です。医師の知名度ではありません。テレビや雑誌でとりあげられたかどうかでもありません。

1章でも、私は友人にこう言いました。

私「とりあえず、今どこに住んでるんだっけ? 職場と家、どっちに近い病院がいいかな？」

必ずしも、自分の家から近いところでなくてもいいです。職場に近い場所であれば、通勤・通学定期をそのまま使うことができますね。自動車を使う場合も、勝手知ったる地域のほうが運転のストレスが小さいでしょう。公共交通機関沿いであることや、乗り換えが少ないことなども、条件として細かく検討します。

私は、病院にかかる前やかかった後の苦労も医療のマイナス面としてきちんと加算すべきだ[7]と考えています。まずは近くて通いやすい病院、あるいは多少距離があってもアクセスがしやすい病院の中からおすすめを選びます。

いや、それでも少し遠くの大病院がいい！　手間はかかっても最初から有名な病院で診てもらったほうが安心だ！　診断のレベルだって高いだろう、治療だってすごいことをやってくれるかもしれない、という方もいらっしゃるでしょう。十分理解できます。

そういう方にも、知っておいていただきたいことがあります。

じつは、一部の病気は、一度病院にかかっただけでは診断が確定しません。初回の診察や検査で「この病気かな」と疑ったものを、次に受診したときに改めて確認する、といった段階的な作業が必要になることがあります。

また、腰痛とか高血圧のような「長く付き合っていかなければいけない病気」というのもたくさんあります。今や、がんもそのような「付き合っていくという側面がある病気」の一

ささやき7　このタイトルで新書を書いてもいいくらいです。

つです。

これらはいずれも、「何度もその病院に通わなければいけない」ことを意味します。

お若い方などは、病院というと、かぜやインフルエンザなどでお世話になったイメージが強いようです。そのためか、病院というのは、一番症状がつらいときにかかって、もらった薬によって症状がだんだん消えて、治ったらもう行かなくていい、という感じ。一度で片が付くだろう、という印象があります。

でも「病院にはじめて行った日だけで、病気を治す」というのは、じつは相当難しいことです。

私の感覚からすれば、**病院というのはたいてい複数回通わなければいけない。**一度で済むほうがむしろラッキー、というくらいです。

私が病院にかからなければいけないとなったときには、ほとんど無意識に、「まあ数回は通わないと駄目だよなぁ」と思ってカレンダーを見て、数回分の予約を先に思い浮かべてスケジュールを確保しておきます。

数回の受診が必要となった場合、病院に通う手間やコストもまた数倍になります。そうすると、通う苦労がじわじわと蓄積します。おっくうにもなります。遠方にお住まいの患者がご自身の判断で通院をやめてしまった、みたいな話を聞くと、

「ああ、面倒だったんだろうなぁ……」

とがっくりしてしまいます。医療者の立場上、

「いかに遠方の患者であっても、また来てくれと言ったらちゃんと病院に来てくれるような努力を病院側はしなければいけないな」

と思うのですが、同時に、心のすみっこで、

「近くて行きやすい病院を紹介してあげれば、うちの病院の患者ではなくなるけど（うちの病院の稼ぎにはならないけれど）、この人にとっては治療が続けられてよかったんじゃないかな」

なんてことも考えます。病院選びにおいて、「アクセスが良く、コストが安く済む」[8]というのはすごく大事です。ラクだし、得だし、何より医療がスムースに進みますから。

2．医者以外のスタッフの指示・対応が適切で通いやすいのが「いい病院」

判断基準の2番目は、医者以外のスタッフ[9]の「指示・対応が適切かどうか」です。

医者より先に「医者以外」の話かよ、と思われるかもしれません。

でもこれは私の偽らぬ実感です。「いい病院」を見極めるためには、医者よりも「医者以外」を見たほうがいいと思います。この本のタイトルは『Dr.ヤンデルの医者選び』ではなく、

ささやき8　「一部の超・大金持ちならどうだ？　コストを度外視して、最高の医療を受けるためにプライベートジェットでびゅんびゅん移動してもまったく苦にならない人にも、同じことを言えるのか？」と言われても、同じことを言います。そもそも方が日本にお住まいであれば。海外では払っている保険料によって受けられる医療が変わったりしますので、また話が変わりますが、日本では保険診療システム上、「大枚をはたけば最高の医療という原則」は成り立ちません。

ささやき9　医者以外の医療者を表す言葉として「コメディカル」というのもありますが、私はこの言葉があまり好きではありません。医者だって看護師だってみんな**コ・メディカル（一緒に医療をつくる人）**だと思うからです。そもそも医者とそれ以外の医療者は、全員が代わりのきかないプロとしてチームをつくっているのであり、上下関係で語るものではないです。

『病院選び』だということを思い出してください。

スタッフの対応がよいかどうか、というのは、実際にその病院に通ってみないとなかなかわかりません。ネットの口コミというのもじつはあまり役に立ちません。これから初めて行く病院を選ぼうと思っても、「スタッフの善し悪し」を最初から判断することはできないことがほとんどです。でも、一度通えばある程度のことがわかります。「ここはスタッフの対応がすばらしいなぁ！」と思ったら、以降、ほかの人にも「あそこいい病院なんですよ。スタッフがよくて」と紹介します。

では、スタッフのどこを見て、「これはいい病院だなぁ」と判断するのか。これ、だいぶ主観が入りそうですよね。そこで、一つ、わりと客観的に判断できそうな基準をご紹介します。その基準とは、「**私の病気や行動について、帰宅後に使える具体的なアドバイスをくれたかどうか**」です。

診察の後に、お会計を待っているとき、看護師さんがあなたに近寄ってきたとします。このとき、

「診察お疲れ様でした。外来に伝票を出してお会計なさってください。お薬が出てますので、忘れずに処方箋を持って薬局に寄ってくださいね」

ささやき10 「受付の人の態度が悪かった」という口コミを信用するかどうか、も人によりけりでしょう。人間性の判断は難しいです。

と言われる場合もあれば、

「診察お疲れ様でした。**お薬について簡単にご説明しますね。（中略）。**さきほど、次回病院に来ていただく日付を決めていただきましたが、**それまでのあいだにまた症状が出たら、いつでもお電話してください**」

と言われる場合もあります。

前者は、**今、病院にいるあいだに**、どう動いたらいいかを教えてくださっています。後者は、**おうちに帰った後**に、どのように行動したらいいかを教えてくださっています。さあ、どちらがより「患者が病気と戦ううえで適切なアドバイス」をくださっているのでしょうか？

ごめんなさい、正解は「両方」です。どちらも必要な説明ですからね。

ただ、前者[11]を説明しない病院スタッフというのはほとんどいません。そもそも病院で次にどうしたらいいか困って右往左往している患者がいたら、スタッフだって気になりますからね。今どうしたらいいかは、（医療に限らず）アドバイスがしやすいです。

しかし、後者[12]をきちんと伝えないスタッフは、ときどきいらっしゃるようです。これは、本当はまずいのです。だって、おうちに帰ってから、どうしたらいいか困ってしまったとして、その場ですぐスタッフに尋ねることはなかなかできません[13]から。

ささやき11　病院内でどうしたらよいか。

ささやき12　おうちに帰った後にどうしたらよいか。

ささやき13　電話する、という手もありますが、看護師さんや薬剤師さんの名前を覚えて帰宅する患者さんというのはそう多くはいらっしゃいません。問い合わせ先がどこかわからないと、電話というのはかけづらいものです。

この「おうちに帰ってからの説明をきちんとしてくれるかどうか」というのが、いい病院かどうかを考えるうえでかなり役に立ちます。帰宅後の困難を予想して対応しているスタッフを見ると、医療現場におけるコミュニケーションをとてもよく考えているのだなぁと感心します。

「よい説明」には、いろいろなバリエーションがあります。

「薬をもらうとき、病院の近くにあった薬局の人が、お薬手帳を書きながら、とても詳しく服薬時の注意点を教えてくれた」

「リハビリを終えた後、理学療法士さんが、家でも行えるストレッチの方法を解説してくれた」

こういう説明がきちんとなされる病院の医療を、私は信用しますし、尊敬しています。

一般に、患者は、病院にしてもらうことというと「傷を縫ってもらう」「薬を出してもらう」「手術をしてもらう」みたいなことを想像します。これらの診療の責任の多くは医者が負っていますので、「いい病院」というと、つい「医者が優れている病院」と考えがちです。

でも、実際の医療においては、自分がおうちでどう生活したらいいか、どのように薬を飲めばいいかを指導してもらうことがかなり重要です。この指導を担当するのは、必ずしも医者ではありません。

そもそも、病気というのは、医者が病院で治すものとは限りません。[14] 患者が自分の力と自分の行動で病気を治さなければいけないケースがかなり多いです。薬を処方された場合には、自分で管理して自分で飲まなければいけないですし、生活スタイルだって自分でコントロールすべきものです。

「この薬、はじめて飲むけど、なんか飲み方とかあったかな」
「湿布って一人でどうやって貼るんだ？」
「注射の後って、もうシャワー浴びても大丈夫なんだっけ」
「食材に気をつけろって言われたけど、え〜と、どれを控えるんだっけ」
「熱が下がったら学校行っていいの？」

このような、「患者が自分でしなければいけないこと」を、患者に指導するプロが必要となります。

患者の日常を維持し、患者のとるべき行動を指導するプロ。

日常を保つと同時に、病気がそれ以上悪くならないように、健康が少しでも長く続くように、会話をして、説明をして、指導をして、維持管理をします。薬をきちんと飲み続けること、痛みが出ないような姿勢を取ること、血液データがこれ以上悪くならないように食事を管理すること……。維持管理の種類は膨大で、かつ、医者以外の専門職によって主に構成さ

ささやき14　当初、医者が病院で治すものではない、と書きましたが、さすがにそれは極端だしウソだなと思って正確に書き直しました。

れています。看護師、薬剤師、栄養士、理学療法士、ソーシャルワーカーなど……。これらの「維持の人」が医療にもたらす貢献は非常に大きいです。

「維持の人」が輝いている病院は、間違いなくいい病院です。

というか、この人たちがきちんと対応してくれないと、医療はうまくいきません。

ですから、医者よりもまず、「医者以外」を見ます。

私が考える「いい病院」は、1に「距離が近い」こと。2に「スタッフが日常維持のための適切なアドバイスをくれる」こと。この順番です。

蛇足ですが、スタッフのしゃべり方とか態度で決めろ、という意味ではないです。「好き嫌い」とか「相性」といった話でもありません。これは、あくまで私が心がけていることなんですけれども、スタッフと私の「性格的な相性」で病院を評価しないように心がけています。

見るポイントは、あくまで一点。

病院を離れたときに自分がどう行動したらいいかをきちんと話してくれるかどうか。

単純に個人と個人が合わなかった、みたいな話は、病院の提供する「医療の質」とは切り離して考えます。

……まあ、わざわざ行った病院で嫌な気分にはなりたくないので、「むかつく人がいる病院」に行こうと思う人は少ない[15]かもしれませんけれどもね。

3．医者がなんだか信用できて通いやすいのが「いい病院」

そろそろ「もっと腹を割って話してくれよ」と怒られる頃でしょう。

いい病院を選ぼうってとき、1番目にも2番目にも「医者の評価」が入ってこないなんておかしいだろう。

もしお前が病気になったら、場所もスタッフのことも考えずに、とにかく「腕のいい医者」を選ぶんじゃないのか！

とね。

……そうですね。私も、やはり、医者を選びます。じゃあ、医者の選び方の話もしましょう。

一般に考えられている「いい医者」とは、診断をすぐ決める人であり、治療がよく効く人、です。

名内科医：普通の人が気づかないような微妙な診断をビシッと当てる。
名外科医：成功率の極めて低い手術を次々成功させる。

ささやき15　現実にはともかく、ネットには「**自分からむかつく人に寄っていって、さらにむかつきたい**」と思う奇特な人がそこそこいらっしゃいます。なかなかパンチの効いたご趣味だなぁと思います。

名救急医：死にかけている人を無事生き返らせる。

このイメージが間違っているとは申しません。ある意味、理想の医療の姿です。たいていの医者はこの像に少しでも近づこうと頑張っています。

そして、「逆」も考えることができます。

ヤブ内科医：普通だったらわかる診断を外す。
ヤブ外科医：手術が下手。手術に失敗する。術後にすごい血が出る。
ヤブ救急医：この人にかかったばっかりに、助かるはずだった人が死んでしまった。

世間の皆様は、名医あればヤブ医者もいる、みたいに、セットで考えていらっしゃるように思います。今回私は、ここに異を唱えたい。

現代の医者の能力には、そこまで激烈な個人差はありません。

名医も、ヤブ医者も、めったにいません。いるのは「普通の医者」ばかりです。

医者によって、診断の的中率や、手術の成功率や、救急での蘇生率がすごく異なるというのは、医療が全て「さじ加減」で行われていた時代の話です。そもそも皆さんは、「ヤブ医者」という言葉がいつからあるかご存じですか？　江戸時代？　いえ、もっと前みたいです。飯間さんによれば、[16] 少なくとも室町時代以前の文献には「やぶ医師（くすし）」という言

ささやき16　三省堂国語辞典の編纂などをなさっている飯間浩明さん。とてもおもしろくすばらしい方で、ツイッターでフォローしているといろいろためになります。**やぶ医師（くすし）**については２０１８年５月24日の飯間さんのツイートを参照しました（https://twitter.com/IIMA_Hiroaki/status/999338958512312321）.

葉が見られるそうです。この頃の医学は主に本草学ですね。まさに医療が「さじ加減」だった頃の言葉です。当然、医者の思惑一つで診断も治療も代わってしまう時代ですから、名医もヤブ医者もいたのでしょう。

けれども、現代の医療は「さじ加減」が寄与する度合いがとても小さくなっています。多くの統計学によって示された「ガイドライン」や「標準治療」[17]が、その時点で最高の診療を提示しています。普通の医者はガイドラインや標準治療に則って患者を診療します。すると、「医師ごとの差」というのはあまり出ません。あるのは微妙な差ばかりです。

……それでも、われわれはプロですので、「微妙に自分が置いて行かれている」ことを恥じ、「微妙に時代の先端に居続けたい」と願って、日々研鑽をしています。

もちろん、現代においても、「名医」と「普通の医者」はいます。医者の目から見れば、医者ごとにやはり到達度というか、程度の差はあります。しかし、その「医療技術の差」は、非医療者にはまず区別できないレベルです。よっぽど専門知識にあふれた人でないと判断できません。

つまり、病院選びの基準にするには難しすぎます。

だったらどうやって、医者の差を見分けましょう。

医者ごとに誰もが見てわかる差があるとしたら、それは「腕」ではありません。「感じのよさ・悪さ」です。[18]

よさそうな医者、感じのよい医者、むかつく医者、絶対にいうことを聞きたくない医者。全部います。むかつく医者はいます。

ささやき17　名前が悪いんですよね。標準っていうと松竹梅の「竹」だと思ってしまう人がいる。**標準治療**というのは「松」です。「特上」です。

ささやき18　あとは、「運」。これぱっかりはどうにもできません。

ごく普通の人間の感性を備えている医者であれば、**たとえ性格が極めて悪くても、「標準治療」だけは外してきません。**だから、「感じ悪い医者」でも、腕は悪くない。「あの医者、すごい嫌な感じがする」とは言えても、「あの医者はヤブ医者だ」とは言えない[19]のです。

でも！　ものは考えようですよ。

どうせ、「医者の腕」には差がないんですから。

もっぱら、「いい思いをするかどうか」に力点を置くべきです。逆転の発想です。

医者を選ぶなら人柄で。

一見逆説的ですが、これが私の現段階での「いい医者選び」の基準なのです。

ここまでの内容をまとめましょうか。

- **病院は近ければ近いほどいい**
- **医者以外のスタッフを選ぶなら丁寧な指導があるかどうかで**
- **医者を選ぶなら人柄で**

ささやき19　「あの医者めちゃくちゃ感じいいんだよ！と思ったら、じつはニセ医療に手を染めた詐欺師だった」というパターンがときに問題となりますね……。後述します。

そうは言いますけれどもね。こういう感想をお持ちの方もいらっしゃいますよね。

「人のよさそうなヤブ医者にひっかかったらどうするんだ！」

おっしゃるとおり！　でも、先ほどもお話ししましたが、「ヤブ医者」は滅多にいません。代わりに、もっと怖いことを言いましょう。

「人のよさそうな詐欺師にひっかかったらどうするんだ！」

じつは病院選びでは、ここが結構肝心です。

大多数の医者はまじめにやっています。でも、まれに「詐欺師」がいます。世の中のほかの職業と一緒です。医者に限った話ではありません。詐欺師はそのやり口の都合上、100％性格がよさそうに見えます。患者からの評判もいいです。人をだますのが上手でないと詐欺師は勤まりません。

では、私が考える「詐欺師の見分け方」は？

＊　＊　＊

標準治療を「提案しない」医者は詐欺師です。

これに尽きます。ただ、この話はとても根が深く、注意深い検討が必要ですので、別に章を立ててじっくりとお話ししたいと思います。あと、もう一つ、**詐欺師のマニアックな見分け方**があるのですが、それも後ほどご説明します。

4．自分の症状にぴったりフィットしているのが「いい病院」

家から近くて、スタッフが「帰宅後」の説明をきちんとしてくれて、医者が感じよさそうな病院。「いい病院」の定義が3番目まで来ました。

最後に残った4番目の項目は、少し毛色が違います。

「その病院はあなたの症状にフィットしているだろうか？

あなたのニーズと、病院が提供するサービスが、ぴったり合っているだろうか？」

例えば、「ここ最近、お腹が痛い」というとき、あなたは何科の病院にかかりますか？

そりゃあ、内臓だから内科だろう、と考える人がいます。

知人は外科で胆石の手術をした、自分もこれと同じだと思うから外科だろう、という人もいるかもしれません。

少し詳しい人ですと、ひとことで「内科」といっても、消化器内科、呼吸器内科、循環器内科、血液内科など、いろんな区分けがあることに気づきます。

そう、病院って1種類じゃないんですよね。さまざまな科があります。でもその科をどうやって選べばいいのかというのは、意外と知られていません。

ある病院が「皮膚科」を名乗っていたら、きっと外来にくるのは皮膚のトラブルをなんとかしたい方が多いんだろうな、とわかります。「耳鼻咽喉科」だったら、耳と鼻と、咽喉（＝ノド）です。

では、ノドのかぜをひいたと思ったら耳鼻咽喉科に行けばいいんでしょうかね。でも、咳をするときは呼吸器内科だ、という人もいます。どちらが正解でしょう。

そもそも、「腹科」というのはありませんね。腹痛のときは何科に行くのがよいのでしょうか？

いっそ全部の科が入っている大きな病院なら安心、という考え方をする方もいらっしゃいます。受付で適当にわりふってもらえるに違いない、なんて。これは本当なのでしょうか。

私はここまで、「病院選び」という人生の一大事を、「いい病院を選ぶこと」と読み替えて書き進めてきました。でも、実際に具合が悪くなったときには、「いい病院に行きたいな」よりも、「何科の病院にかかればいいのかな」のほうが、より切実な悩みとなるはずです。

「科選び」。

病院が「いい」「悪い」という判断はいくらか主観的なところがありますが、「症状に合っている科」というのはもう少し客観的に、筋道立てて考えることができます。

あなたは、病院に行くときに、適切な科を選ぶべきです。適切な科であれば、それはたいていの場合、「いい病院」になります。

この本のコアである、次の3章と4章は、まさに、「科選び」「病院の規模選び」という、実践的な内容になります。ぜひ腰を据えてお読みください。単なる観念的な話ではなく、もっと具体的な話を進めていくことにします。

そうそう、忘れるところでした。

詐欺師のマニアックな見分け方がもう一つある、というお話しをしましたよね。これはじつは、「科選び」にすごく関係があるのです。

たぶんこのことを公に発言したことがある人はいないと思います。すごいライフハックですから、驚かれるかもしれません。また、怒られるかもしれません。でもいいんです。私はこの本で、本音を語ると決めたのですから。

では申し上げましょう。

「病院に張り出されている科の名前がチャランポランな病院」は、詐欺師がつくった病院だろうと疑ってかかるべきです。

えっ、「科名がチャランポランってどういうこと?」とお困りでしょう。詳しくは次の章の最後にお話しします。例えば、「セカンドオピニオン科しかない病院」は100%詐欺です。まぁそんな病院はほとんどないんですけど……。ピンと来たあなた! さっさとそこから離れることをおすすめします。

ヤムリエの作法

・9割以上の病院は「普通にいい病院」。たいていの病院はいい病院。ここは譲れない

・あなたに合った病院は「1．通いやすい」「2．通いやすい」「3．通いやすい」「4．通いやすい」で選ぶ

・その1．近くて通いやすい。「アクセスがよく、コストが安く済む」は大事

・その2．医者以外のスタッフの「指示・対応が適切」で通いやすい。もっと言えば、医療における「維持の人」が輝いている病院は、間違いなくいい病院

・その3．人柄がいい感じの医者で通いやすい。現代の医療は「標準治療」（松竹梅の松）、名医も、ヤブ医者もなく、「普通の医者」ばかり。なので人柄は大事

・その4．自分の症状にフィットしていて通いやすい。要するに「科目選び」。ちなみにチャランポランな科目名を看板に掲げる病医院は、お気をつけて（詳しくは次章で）

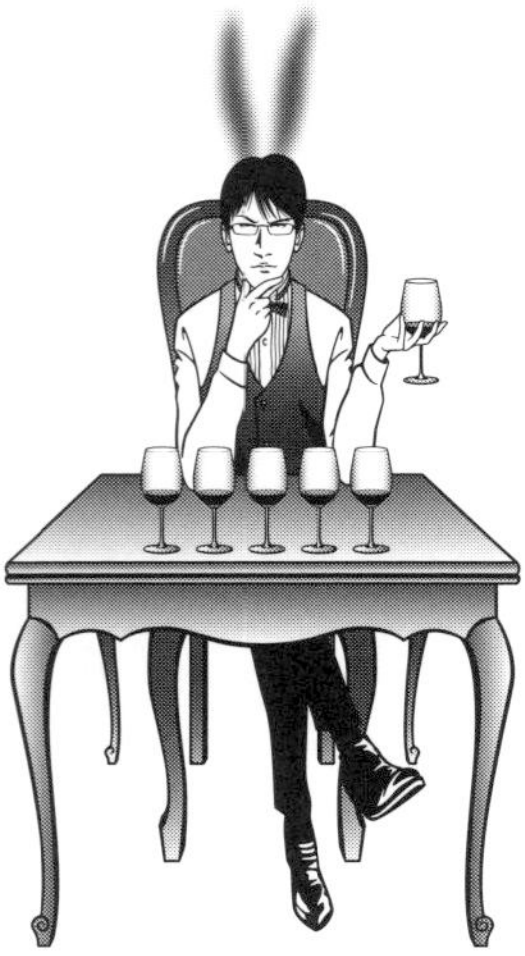

3. 科とはすなわち旗印である　主訴による病院選びのコツ

3-1.「科」を知ろう

さあ、「科選び」をしましょう。あなたの具合が悪くなったとき、どの科にかかればよいでしょうか。あなたの症状にぴったり合った病院を選べれば、おそらく、ちょっとだけお得です。時間、金銭、労力、いろんな面で。もし仮に、あなたが自分の病気とちょっとだけずれた科を訪れてしまっても、医療スタッフはいろいろと考えながら、あなたを適切な科へと導いてくれるでしょう。でも、最初から適切な科を訪れることができれば、それだけ早く話が進むでしょう。それが「ちょっとだけお得」ということです。

科を選ぶうえで大切なことは、**まず、病院にはどんな科があるのかを知ること**です。

「そんなの知ってるヨ、眼科は目でしょ、耳鼻科は耳と鼻をみるんでしょ」

その通りですが、改めて全ての科が何を専門としているのかをじっくり見てみると、意外な発見があると思います。医療者が病院を選ぶのがうまいとすればその理由の一つは、「科

ヤムリエのささやき

ごとの違いを詳しく知っているから」だと思います。

【1．内科と外科】

皆さん、ご存じかと思いますが、病院には「内科」と「外科」があります。外科というのは手術を担当する科、と覚えていただいて結構です。簡単ですね。では、手術というのはそもそも、なんのために行うのでしょうか？

1．できものをとる。
2．駄目になった臓器をとる。
3．配置のみだれた臓器を元に戻す。

これらが手術でできることです。

でも、例えば、あなたの病気が「そもそもできものによるものか」は、じっくり調べてみないとわかりません。ある臓器が、「とらなければいけないほど壊れているか」も、慎重に調べなければいけません。

何を言いたいのかというと、

原則的に[1]、「外科」というのは最初にかかるべき科ではない

ということです。

例えば、ぜんそくという病気は体の中に何かできものができて起こるものではありません。ぜんそくに手術をするというのは基本的にありえません。ですから、夜中に咳が続いて

ささやき1　医者はすぐ「**原則的に**」と言います。はっきり言い切ればいいのに。でも、本当に多くの患者さんに出会っていると、どんなものごとにも必ず「例外」があるということが少しずつ気になってしまうのです。職業病みたいなものです。

「これはぜんそくかなぁ」と疑ったときに、「呼吸器外科」に行ってもあまり意味がないのです。

また、最近お腹が痛くて、便の出が悪いというときに、大腸がんではないかと心配になった人は、「消化器外科」にかかる前に「消化器内科」にかかったほうがなにかとお得です。手術が必要な病気かどうかもわからない時点で、いきなり「外科」にかかると、「まずは内科をご紹介しましょう」と言われることもあります。だったら、最初から内科系の病院を探しておいたほうが、余計な手間が一つ減ります。

消化器内科：胃腸の病気をみる科
消化器外科：手術が必要な胃腸の病気を、手術で治療する科
呼吸器内科：肺や気管支の病気をみる科
呼吸器外科：手術が必要な肺や気管支の病気を、手術で治療する科
肝臓内科：肝臓の病気をみる科
肝臓外科：手術が必要な肝臓の病気を、手術で治療する科
胆膵内科：胆嚢（たんのう）、膵臓、胆管の病気をみる科
胆膵外科：手術が必要な胆嚢、膵臓、胆管の病気を、手術で治療する科

循環器内科：心臓や血管の病気をみる科

循環器外科、心臓血管外科：手術が必要な心臓・血管の病気を、手術で治療する科

こうやって書くとすごく単純です。原則として、具合が悪くなって病院を探すとき、まず最初に外科を選ぶ必要はありません。

どの内科に通えばいいのかわからないよ、という人は、「総合内科」とか「総合診療科」を選べば適切な科を探してくれます。[2]なお、「自分の症状から、どの内科がいいのかを選ぶコツ」は本章の後半でもっと詳しく検討しますので、もう少しお待ちください。

近頃は、「消化器病センター」とか「循環器病センター」のように、内科と外科を分けずにまとめて呼称して、患者を受け入れている施設も多く存在します。センターの中には内科と外科が両方入っていることがほとんどです。患者が内科と外科のどちらで治療を受けるべきかを、センターのほうで考えてくれるということです。私はこのシステム、わかりやすくて好きですね。

では、内科を経由せずに、いきなり外科にかかったほうがいい科というのはあるのでしょうか？

それは「整形外科」です。なぜかというと、整形内科というのがないからです。

整形外科：筋肉やスジ、骨をみて、必要ならば手術で治療する科

ささやき2 例えば、具合が悪いときに、「肝臓の病気だろうな」と最初から肝臓内科にかかる人というのはそう多くはありません。具合が悪い場所がそんなに簡単にわかるなら苦労はしません。「具合が悪いけど、どこが悪いのかわからん」というのは、極めて当たり前のことです。そういうあなたには**総合内科・総合診療科**。

あと……「乳腺外科」は、外科と称していますが内科的診療もかなり行います。「乳腺内科」はあるにはあるのですが、やや少なめです。「肛門科」も内科と外科両方を行います。整形外科、乳腺外科、肛門科あたりは、歴史的に外科医が内科治療をやってきたという背景があります。お住まいの地域に乳腺内科がなくて乳腺外科しかないよ、というときもあわてずに乳腺外科に通ってみるといいでしょう。[3]

そうそう、「脳神経外科」はその名の通り外科でして、主に脳や脊髄などを手術する科です。これに対して、「脳神経内科」というのはなぜかありません。対応するのは「神経内科」です。

神経内科：神経や脳の病気をみる科
脳神経外科：手術が必要な神経や脳の病気を、手術で治療する科

これ、ささっと書くとささっと読み流してしまわれるかもしれませんが、じつは注意が必要です。「神経内科」って、「精神科」と似ているように思われがちなのですが、実際には「しびれ」とか「めまい」とか「うまく体が動かせない」などといった「脳神経」にまつわるさまざまな症状を相手にする科です。精神科とは担当範囲が異なります。精神科については後でもう一度触れます。

あともう一つ。「腎臓内科」は腎臓の病気を専門に扱う科です。これに対応する外科は「腎

ささやき3　さきほど、「原則的に、最初に外科にかかる必要はない」と書きましたが、やっぱり「**例外**」があるわけです。

臓外科」。ただし、腎臓内科・腎臓外科ともに「泌尿器科」に含まれてしまっているケースがあります。特に、「腎臓外科」の名前は比較的使われる頻度が少ないようです。

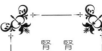

腎臓内科：腎臓の病気をみる科
腎臓外科（もしくは単に泌尿器科）：手術が必要な腎臓の病気を、手術で治療する科

ヤムリエノート・1

一般的に「美容整形外科」と呼ばれているものは、正確には整形外科ではなくて「形成外科」です。整形外科と形成外科の違いを書いておきます。

整形外科は、体を動かしたときの痛みや不具合に対処する科です。先ほども書きましたが、筋肉やスジ、骨に由来する症状をどうにかする科。

一方の形成外科は、手術の際に皮膚についた傷を見えにくくしたり、ヤケドの傷跡を消したり、乳腺摘出後に乳腺の形を元に近い形に戻したりと、審美的な部門を担当することが多い科です（マイクロサージャリーと呼ばれる鬼技術もあるけど、ここでは省略）。その高度な技術が応用されているのがかの有名な「美容整形外科」あるいは「美容外科」です。美容はあくまで形成外科の一側面に過ぎませんので、

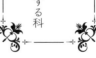

本来は「美容形成外科」とでも呼称すべきところです。なんでこんな混乱しがちな名前をつけたんだろうなぁ、といつも不思議に思います。

【2．内科とか外科という名前がついていない科】

耳鼻（咽喉）科、眼科、泌尿器科、産婦人科、皮膚科。

これらは臓器の名前が直接「科」にくっついています。特徴として、耳鼻科医は、耳・鼻・喉《ノド》関係の内科と外科を両方行います。婦人科医も、子宮や卵巣の内科的診療と手術との両方を行います。泌尿器科は、腎臓、尿管、膀胱などの「尿をつくる臓器全て」の内科と外科を行います。[4] 眼科も皮膚科も、それぞれの臓器のプロでして、内科と外科、どちらもやってしまうのです。

すごいですよね。内科と外科が一緒になっているわけですから。患者からしても、耳の調子が悪いなぁと思ったら内科とか外科とかいわずに耳鼻科にスッと行けばいいので、わかりやすい分類です。乳腺外科とか甲状腺内科なども、外科とか内科を名乗らずに「乳腺科」や「甲状腺科」でよいのでは？　と思ったこともありますが、ま、いろいろあるんでしょう。[5]

【3．小児科】

子供を病院に連れて行く場合、お腹が痛いと行っていれば消化器内科、鼻水がひどければ耳鼻科、という感じでも大丈夫なのですが、とにかくまず小児科という選択でもいっこうにかまいません。小児科の医師は、ありとあらゆる科との連携をしています。[6]

ささやき4　「腎臓内科」だけは特別扱いされていることがあります。先ほど触れましたね。

ささやき5　別に隠しているわけではなくて、よく知らないのです。一応調べてみたんですが、**某学会**の重鎮が自伝のようなものを語り出す資料に出会い、挫折しました。

ささやき6　**小児科**の先生を尊敬します。ほんとすごいです。以前、自分のワークスペースに大量のマンガをお持ちのとある小児科医に、「やはりこれらは子供たちと共通の話題を持つためにご用意されているのですか？」と尋ねましたら、「いえ、私がオタクだからです」と元気にお答えになりました。憧れます。

【4．精神科、心療内科】

「精神科と心療内科の違い」をネットで検索するといろいろ出てくるのですが、このあたりは医師であってもわかりにくい細かい棲み分けがあるので、じつは最初にかかるときにあまり気にする必要はないと思います。強いて申し上げるならば、「こころ」そのものの不調がある場合（いらいら、不安、幻覚がみえる、死にたい、など）には精神科に、ストレスによって「体」の具合が悪い場合（お腹が痛い、頭が痛いなど）には心療内科に、という分け方が一番しっくりきますけれども、ひとまずどちらかにかかってみれば、医療者がより適切な科を選んでくれるでしょう。[7]

【5．よくわからない科名】

「代謝・内分泌科」にいきなりかかることができる患者というのはある意味プロだと思います。代謝ってなんやねん、という疑問をフッ飛ばせるだけの知識か、人的なつながり、コネなどがすでにないと、普通はこの科名が頭に浮かびません。

「腫瘍内科」は自分の病気が腫瘍だとわかっていても、最初に訪れるのはなかなか大変だと思います。

このような「専門用語で何のことかわからないような科」は、そもそも、患者さんが自分の意思で選んで通う場所というよりも、医療者が頼りにしてそこに紹介をしてくれる場所と考えるべきです。すなわち、これから病院にかかろうという人が最初にかかるべき場所ではありません。

ささやき7　そう、困ったら自分一人で悩まず、プロに適切な方向へ案内してもらえばいいんですよね。だいいち、「こころ」が不調になっているときに精神科と心療内科の区別をしろというのも酷な話です。

さてと、科ごとの詳しい違いをざっと見てきました。こうして科の違いを見ていくと、病院というのは基本的に「病気が存在する臓器」によって科を分けているのだな、ということがわかります。

ということは、**自分の症状がどの臓器に由来するものかをある程度わかっていれば、最初から適切な科にかかることができる、と思いませんか？**

3-2. 症状を知ろう

「自分で自分の症状を解釈する」

これができると、「病院選び」「科選び」はとても簡単になります。

あなたがそのとき自分の体に起こっていることを、どのように感じているか、どのように解釈しているか。簡単にまとめられるようになりましょう。[8]

「えっ、医者でもないのにそんなことしていいの？　素人判断でいいの？」

いいんです。

というか、「患者自身の判断」はむしろ、医師にとっても重要です。

ささやき8　これは、私がこの本を通じて皆さんに掲げさせていただく「**目標**」です。このあと何度か出てきます。

そもそも、患者が自分で自分に対して思っていることには、医学的にとても多くの情報が含まれています。多くの医師たちは、電子カルテの最初のほうに「主訴」という項目を記載しますが、これは「患者自身の訴え」のことです。診断の専門家であっても、まずは患者自身が感じていることをきちんとおさえておくことを重要視しています。

さらに大事なことを申し上げます。

あなたの見立てが、医療機関での診断と違っていても、いっこうにかまいません。

合っているか、間違っているかが問題ではないのです（合っているに越したことはないですが）。自分で自分の症状を診断せよといっているのではなく、自分なりに「解釈」しましょう。適切な科を選ぶためには、自分の症状を冷静に考えたという「プロセス」が必要なのです。

例えば、私が自転車で転んでケガをしたとします。このとき、「原因」と「症状」と「病名」は誰でもわかります。

原因：自転車で転んだこと。
症状：脚が痛い。動かせない。
病名：ケガ。骨折だったらいやだなぁ。

こういうときは「整形外科」に行くのが一番いいです。

原因から病名までがスッと決まれば、対応する科は自動的に決まります。

これに対して、私が「なんだかお腹が痛い……」と感じたとします。このとき、「お腹が痛い」だけで病院を選ぼうとすると、じつは、非常に難しいのです。どの科が専門とする病気かを見極めるための情報が少なすぎるからです。原因、症状、病名、何もわからない状態では、どの病院に行けばいいのかわかりません。

お腹が痛くなる病気は無数にあります。そもそも病気でないことも多いです。原因がある場所もさまざまです。胃が理由のこともあれば、腸が原因のこともある。尿管結石かも、胆石かも、血管の病気かもしれない。筋肉痛かもしれない。

これでは、どの科に行ったらいいか、まるで決められません。どうしたらいいでしょう？

あなたがそのとき自分の体に起こっていることを、どのように感じているか、どのように解釈しているか。簡単にまとめられるようになりましょう。

くり返しますが、これがコツなのです。

お腹が痛いな、と思ったら、その症状（痛み）を、もう少し丁寧に探ってみましょう。

「ご飯を食べてしばらくしたらお腹が痛くなった」とか、「最近あまり便が出ていなくて、お腹が痛くなっている」のように、症状と関係があるかもしれないエピソードを探ってみます。エピソードには、例えば、こんなものがあります。

・食事（食べる前、食べた後、心当たりのあるアヤシイ食事……）
・睡眠（寝ているあいだに症状が出た、起きたら症状があった、最近眠れない……）
・運動（歩いた後に症状が出た、黙って静かにしていたのに症状が出た……）
・仕事（通勤、肉体労働、デスクワークなどとの関係はいかがですか）
・性交（これ、結構大切です）
・月経（これもとても重要な情報です）
・排便、排尿（極めて重要な情報です）
・姿勢（立っているとき？　横になっているとき？　体を丸めるとラクになる？）
・旅行、引っ越し（ふだん住んでいないところに行って、寝泊まりしたり食事をしたりした？）
・ペット（最近飼い始めたペットがいる？）
・サプリメント（最近なにか飲み始めた？　あるいはずっと前から飲んでいる？）
・直感（！）

食事と関係がある、と思ったならば、「消化器内科」[9]や「胃腸科」にまず行ってみるといいです。また、生理や性交と痛みに関係がある、と思った女性は、「婦人科」[10]に行くのがよい

ささやき9　「消化器内科」の「消化器」は、食道や胃腸、肝臓、膵臓、胆嚢などさまざまな臓器を含んだ幅広い言葉ですが、要は「**食べて出すことに関係がある**」と思ったら、この科にかかればよいのです。

ささやき10　「産婦人科」でもかまいません。ただ、「産科」としか書いていない病院は基本的に出産がらみのことしか扱いません。

でしょう。

交通事故のときは、救急車の人々はすぐに「整形外科」や「外傷外科」に行くべきだと判断します。これは、病気の「原因」「症状」「病名」がすぐにわかるからです。しかし、それ以外の病気や体調不良では、意識して考えないと、原因や症状がはっきりしません。原因や症状がはっきりしないうちは、対応する科とか病院をうまく選べません。そのため、**まず「自分の症状を具体的に考える」というプロセスが、病院を選ぶうえでとても重要な役割を果たします。**

最後の「直感」というのもポイントです。「お腹が痛い、食あたりかな？」「胸が苦しい、もし心臓の病気だったらいやだな」「母親も同じ病気だったな、ぼくも同じかな？」みたいな感はバカにできません。胸が痛ければ「循環器内科」を選ぶ、という判断は極めて正常な思考回路です。[11]

このように、「症状と関係のありそうなエピソード」を添えることで、「お腹が痛い」だけだったときに比べ、具体的な担当科の名前が思い浮かべやすくなります。

そして、あなたが例えば医療の素人だったとして、その**素人判断**[12]で科を選ぶことは、まったく間違っていません。

もちろん……。病気というのは複雑で、患者が思いもよらないところに痛みの原因があることもあります。結果的に、患者の選んだ科が「必ずしも病気と合っていない」場合はよくあることです。

ひどい生理痛（婦人科）かと思っていたら、じつは便秘（消化器内科）でした、とか……。

ささやき11　くり返しますが、結果的に心臓や血管に原因がなくてもいっこうにかまいません。「患者自身は、胸が痛いから心臓かと思った」というのは、医療者にとって十分に重要な情報なのです。

ささやき12　「**素人判断**」というとダメな印象がありますが、「**当事者の判断**」と言い直すと、（同じことなんですけど）少しポジティブに感じられます。

胆石症（消化器内科）かと思っていたら、心筋梗塞（循環器内科）の病気でした、とか……。では、患者が自分の判断で選んだ科が間違っていると、その後の診療が遅れ、治療に影響が出るのでしょうか？

そうではありません。

今から、とても重要なことを申し上げます。

「胃腸科は、真に胃腸の病気の人だけを診る科」ではありません。**「胃腸に原因があるんじゃないかなって思って、病院に来る患者を毎日たくさん診る科」です。「胃腸が悪いんですかね？　と不安に思っている人を、ほんとに胃腸の病気だろうか、としっかり診察して考える科」**なのです。

患者が「胃腸の病気かな？」と思って、実際には婦人科の病気だった、という場合。これは胃腸の病気じゃないぞ、と気づくにはかなり高度なテクニックが必要です。ときに医療者も悩みます。しかし、そこで悩むことこそが医療者の仕事です。皆さんはどんどん「素人考え」で自分の病気を判断していただいて結構。どんどん「自分の病気の原因はここじゃないかなぁ」と疑ってみてください。本当にそこが原因かどうかは、専門家に判断してもらえばいいのですから。

ただ、「素人」よりももう少し「自分の体を冷静に判断できる目」があったほうが、医療者も、患者自身もラクになることは間違いありませんけれどね。

さて、本章の目標を、また掲載いたします。

あなたがそのとき自分の体に起こっていることを、どのように感じているか、どのように解釈しているか。簡単にまとめられるようになりましょう。

まだ私はここまで「**症状と関係あるかもなと思っていること**」の話しかしていません。自分の症状をうまく説明するには、ほかにも考えるポイントがあります。ここで一気にまとめてみます。

1．**症状と関係ありそう**[13]**なできごと**

・食事？　睡眠？　運動？　仕事状況？　性交？　月経？　排便、排尿？　姿勢？　旅行？　ペット？　サプリメント？

再掲です。まず、この「症状と関係ありそうと自分で思っていること」を考えておくのが大切です。具体的には、

ささやき13　発症のきっかけでもいいですし、これをしているときに症状が悪くなる（あるいはよくなる）でもいいです。

・発症のタイミングでやっていたことはなにか？
・発症前にはしていなかった行動（ある行動をはじめてから症状が出るようになった）はあるか？

を考えてみましょう。

2．症状がいつから出たか

・正確に何時間前とか、何日前とか、言えそう？
・それともぼんやりとしか覚えていない？

発症した日時や、症状がどれくらい続いているのか。とても重要な情報です。ここで大切なのは、「いつからか覚えていない、というのも立派な情報だということ」。発症のタイミングをはっきり言えるということは、それだけ症状が急激にあらわれた、ということの証拠になります。逆に、じわじわと出現した症状というのは本人もいまいち「いつから調子が悪いのか」をうまく言い表せません。

「いつから出たか」という情報は、同時に、「症状の出方、強さの変化」を表すものでもあるのです。

3．症状の場所

・指で症状の場所を指せる？　それとも、ぼんやりとしか場所を言い表せない？

指で、ピンポイントで「ここが痛い！」と指摘できる場合と、どこが痛むのか指では指せない場合とがあります。

以上の内容を、**できれば紙に書いておくといいですね**[14]（**表1**）。いきなり医者の前ですらすら説明しろというのはなかなか大変です（まして具合が悪いのですから）。

ささやき14（編集部へ業務連絡！）**『医者の本音』**（中山祐次郎著）37ページの表を転載できますか？

表1　初めて医者にかかるときに使うシート

どんな症状が
いつから
・だんだん良くなってきた ・悪くなってきた　　・同じくらい
一番辛かったのはいつ？ いま・（　　　）日・時間前
どんな時にその症状は悪くなる？
いま一番困っていることは
お医者さんに聞きたいこと

中山祐次郎著．『医者の本音』．SB新書，2018，p 37 より[15)]

4．症状の強さ

まず、「最強の症状」を覚えて置きましょう。今から挙げる「人体に起こりうる最強の症状」が出た際には、迷わず119番（救急車）です。[16]

ささやき15　「ささやき14」でお願いしたら転載してくださいました。じつに頼れる編集部です。中山先生もありがとうございます。

ささやき16　ここで注釈を入れなくてもいいんですが、読者の中には「注釈だけを拾い読みする人」というのがいらっしゃいます。そういう方に、ここで立ち止まっていただきたいので、注釈を入れておきます。**ここチェックですよ！**

・「ちょっとでも体を動かすと痛い、まったく動けないくらいの激痛」
・「人生で経験したことのないほどの激痛」
・「冷や汗が出るほど痛い」
・「ろれつが回らなくなった」
・「何か言っていることがおかしくなった」
・「突然どこかがしびれた」
・「意識を失った」
・「血が止まらない」
・「具合が悪くなり、がたがた震えだした」

次に、最強ってほどではないけれど、救急車を呼んでいい場面です。

・「急速に具合が悪くなった」
・「事故にあった」

そして、「救急車を呼んでいいかどうかわからない」ときには、お近くの病院に電話をかけましょう。一部の地域では、119番の前に「#」と「数字の7」をつけて「#7119」にダイヤルをすることで、看護師さんが症状を評価して適切な医療機関を紹介（緊急度を判定し適切な受診手段をアドバイスする等）してくださるサービスがあります（**図1・巻末付録**「#7119（救急安心センター事業）等の全国展開一覧」）。また1章で前述した「Q助」もよいアプリです（**図2**）。

以上、「自分の症状を少し詳しく考えること」が大切だということを強調させていただきました。このお話は本書のキモですので、この後、後半部でもさまざまなかたちで皆さんと一緒に「自分の症状を詳しく考えるには、どうしたらいいか?」を見ていくことになります。

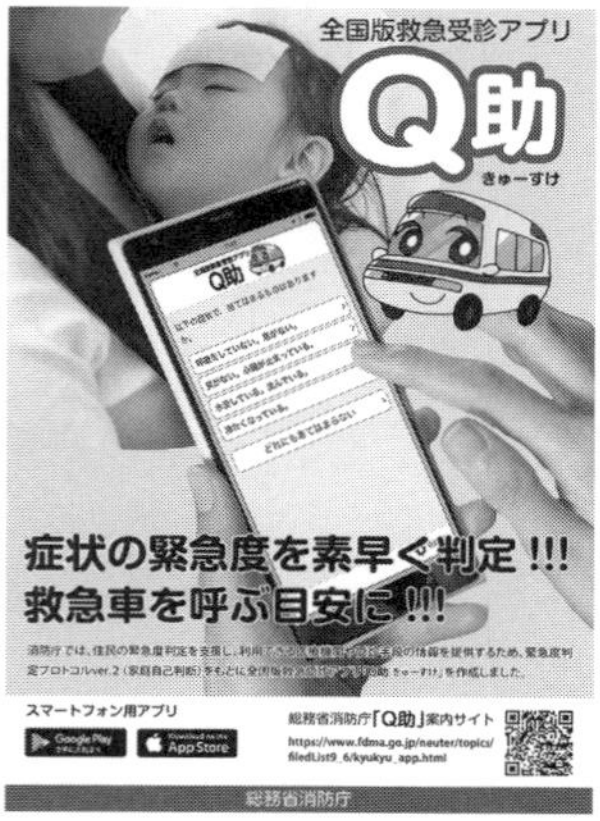

図2　「Q助」QRコード（総務省消防庁より）

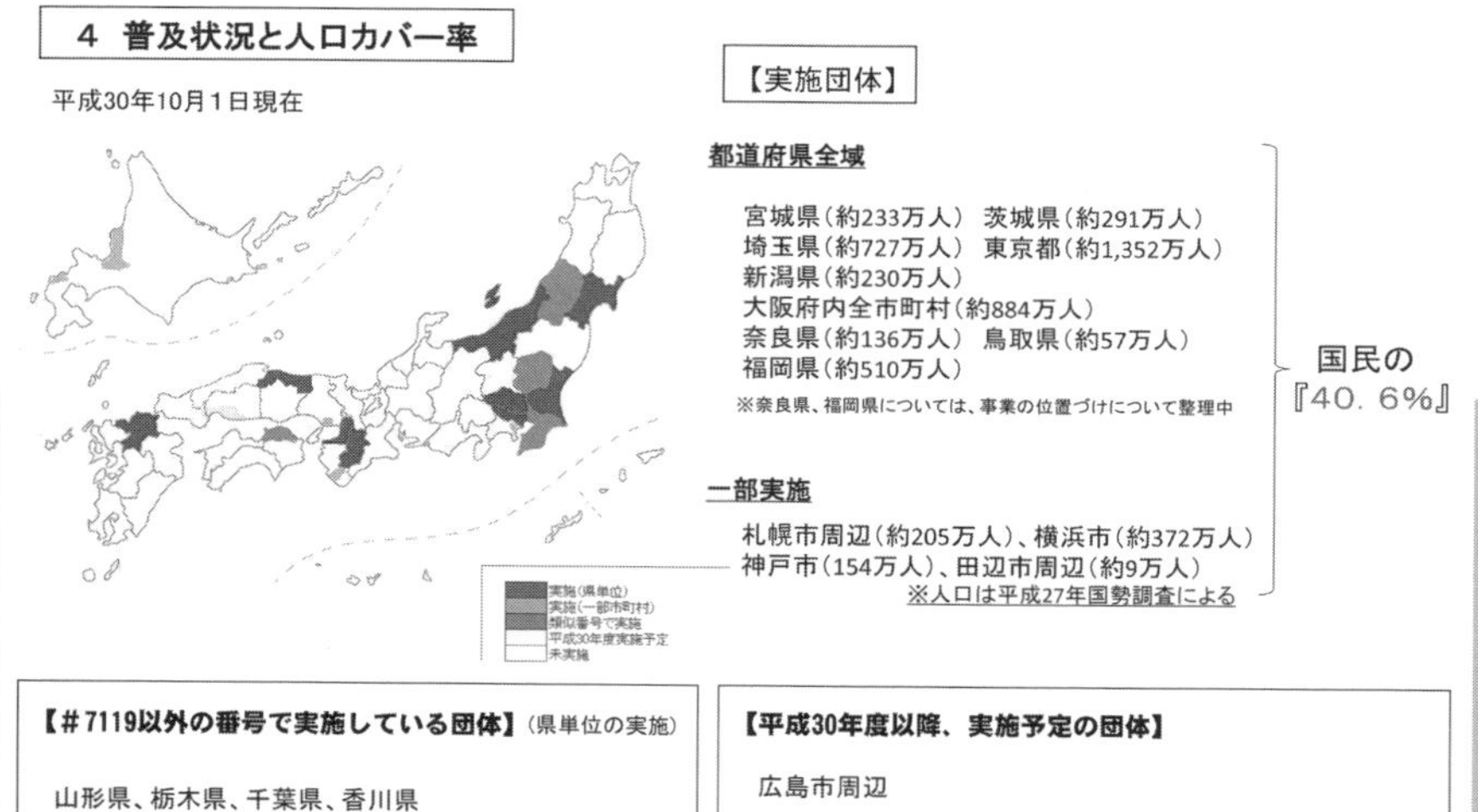

図1　#7119普及状況（総務省消防庁より）

3-3. 症状を知ったうえで、科を知ろう

ここで今一度、病院にどんな科があるかを見直してみましょう。そして、今度はもう少し具体的に、**どんな症状があるときにどの科にかかればいいのか**を簡単に書いておきます。ご参考になさってください。

【内科】

現在、「内科」とだけ名乗っている病院は開業医さんが多いです。開業医は「地域に密着し、同じ患者にさまざまな理由で通ってもらうことで、長期間をかけてその人を知り、少しでも異常が出たらすかさず対処する」ことができるという特徴があります。ですから、開業医では、消化器内科とか、呼吸器内科とか、循環器内科のような「専門をせばめる呼称」をしない場合が多いです。一方、少し大きめの病院では、この章の冒頭で触れたように、「内科」を細かく分類しています。では改めて、どのような症状があったら、どの科にかかるのかを見てみましょう。

・消化器内科

食道、胃、腸といった消化管のほか、消化に関わる肝臓、膵臓、胆嚢などを扱う。胸焼け、腹痛、下痢や便秘、吐き気といった、食べ物に関与していそうな症状があると、まず消化器内科を受診するのがよい。

・**呼吸器内科**

肺。気管とか、気管支も扱う。咳、たん、息切れ、息苦しさといった、呼吸に関係がありそうな症状のときにかかろう。タバコをやめたい人もぜひ。

・**循環器内科**

心臓。心筋梗塞や狭心症などを扱う。救急車を呼んで、心臓の病気が疑われた場合、救急隊は循環器内科がフル稼働している病院を探して搬送する。動悸、息切れ、健康診断で血圧が高いと言われた、などの理由が多い。息切れは呼吸器内科でも循環器内科でもいいです。どちらのこともあるからです。

・**神経内科**

脳と神経を扱う。しびれ、ふらつき、めまい、頭痛、筋力低下。視野が狭くなった、食べ物と関係なく吐き気がする、なども。筋肉の痛みを診ることもあります。

・**腎臓内科**

腎臓を扱う。疲れ、おしっこの出が悪い、という理由で内科や泌尿器科にかかった後に紹介されることが多い。血液検査で「腎臓の数字」が悪いと言われた場合に受診する、というケースも多いと思います。

・**一般内科／総合内科／総合診療科**

どの科を訪れたらいいかわからない人をまず上から下まで診察して、適切な判断をしてくれる。

【外科】

この章の前半で書いたように、最初から「外科」にかかるべきケースは限られています。

・**整形外科**

骨・関節・筋肉・腱（すじ）の痛み、さらにはできものなどを扱う。交通外傷、スポーツ外傷、事故など。腰痛、ひざの痛み、首の痛み、しびれ。しびれは神経内科でも整形外科でもよい（というか、本当は細かい違いがあるのだけれど、専門の医療者でなければその区別は難しいし、医療者のほうもそのあたりは十分わかっている）。

・**乳腺外科**

乳腺の痛み、できものなどを扱う。乳腺を自分で触ってみて、何かふれたら……。乳腺に痛みがあれば……。

・**肛門科（肛門外科）**

肛門周囲のトラブル。排便に関係がありそうな痛み、出血など。消化器科や胃腸科にかかってもよいが、肛門部は歴史的に肛門科・肛門外科の人たちが専門に処置を行うことが多い。

【内科・外科が名前につかない科】

・**耳鼻（咽喉）科**

耳、鼻、喉《ノド》。さらには鼻の奥（周囲）なども扱う。聞こえが悪い、めまいがする、ふらつく、耳がふさがった感じがする。鼻水、鼻づまり、アレルギー。鼻づまりをともなう頭痛なども。喉の痛み、飲み込みづらさ、声のかすれ。

・眼科

目のトラブル全般を扱う。目のかすみ、充血、疲れ、眼精疲労。視力が急に悪くなった。目を使う作業からの頭痛。まぶたのトラブル。まつげのトラブルも。

・泌尿器科

尿をつくること、出すこと全般に関わる臓器、すなわち腎臓、尿管、膀胱、尿路、男性生殖器を扱う。尿が出ない、尿が変な色である、血液検査や尿検査で腎臓の異常を指摘される。[17] 排尿に関係がありそうな痛み。男性の場合は性交に関わるトラブルも泌尿器科が詳しい。

・産婦人科

子宮、卵巣、膣を専門に扱う。月経周期に関係がありそうな症状。疲れ、腹痛、だるさ、いらいら。出産の相談も。生理痛がひどいときには一度婦人科に相談する価値がある。女性の場合は性交に関わるトラブルは婦人科が詳しい。

・皮膚科

皮膚を扱う。見てわかる発疹（ほっしん）のほか、かゆみ、かさつき、肌に出るアレルギーなどは皮膚科が詳しい。唇の周りとか外陰部の周りなども皮膚科でよい。毛髪に関わることも皮膚科が詳しい。

ささやき17 前述した「腎臓内科」の場合もあります。

じつは「〇〇科」というのは、厚生労働省の通知によってある程度制限がかけられています。つまり、なんでもかんでも好きな名前を掲げてよいというものではないのです。例えば、

・**日本医師会のホームページ**

（２０１８年７月19日閲覧：http://www.med.or.jp/doctor/report/hyoubou/reiji.html）には、「広告するに当たって通常考えられる診療科名の例示（医科）」として、次頁の表が掲載されています（**表２**）。

「など」というのが悩ましいですが、善良な医療機関、医師であれば、これらの科名を大幅に外すような科名を名乗ることはしません。例外は「総合診療科」や「総合内科」くらいですが、これらは通常、複数の科を有する病院が多くの科の一つとして並べるのが原則です。

下記のリストにない科名を単独で看板に掲げる病院というのは、原則存在してはいけない[18]のです。また、**科名を掲げずに病院をやるのもありえません。**[19]

なぜ、科名についてこれほど厳しいことを言うのでしょう？

その理由ははっきりしています。

ささやき18　**単独な科目名**で、というのがポイントです。複数の科がある大きな病院に、上記のリストにない科名や「外来」名があってもかまいません。そこは注意してください。

ささやき19　日本医師会作成の「**診療科名・医療機関名に関するＱ＆Ａ**」(https://www.med.or.jp/doctor/sien/s_sien/008220.html) をご覧ください。

表2　広告するに当たって通常考えられる診療科の例示（医科）

内科	外科	泌尿器科
呼吸器内科	呼吸器外科	産婦人科
循環器内科	心臓血管外科	産科
消化器内科	心臓外科	婦人科
心臓内科	消化器外科	眼科
血液内科	乳腺外科	耳鼻いんこう科
気管食道内科	小児外科	リハビリテーション科
胃腸内科	気管食道外科	放射線科
腫瘍内科	肛門外科	放射線診断科
糖尿病内科	整形外科	放射線治療科
代謝内科	脳神経外科	病理診断科
内分泌内科	形成外科	臨床検査科
脂質代謝内科	美容外科	救急科
腎臓内科	腫瘍外科	児童精神科
神経内科	移植外科	老年精神科
心療内科	頭頸部外科	小児眼科
感染症内科	胸部外科	小児耳鼻いんこう科
漢方内科	腹部外科	小児皮膚科
老年内科	肝臓外科	気管食道・耳鼻いんこう科
女性内科	膵臓外科	腫瘍放射線科
新生児内科	胆のう外科	男性泌尿器科
性感染症内科	食道外科	神経泌尿器科
内視鏡内科	大腸外科	小児泌尿器科
人工透析内科	内視鏡外科	小児科（新生児）
疼痛緩和内科	ペインクリニック外科	泌尿器科（不妊治療）
ペインクリニック内科	外科（内視鏡）	泌尿器科（人工透析）
アレルギー疾患内科	外科（がん）	産婦人科（生殖医療）
内科（ペインクリニック）	精神科	美容皮膚科
内科（循環器）	アレルギー科	など
内科（薬物療法）	リウマチ科	
内科（感染症）	小児科	
内科（骨髄移植）	皮膚科	

医療界が責任をもって患者に掲げている「看板」こそが、「科名」です。ですから、科名をきちんと理解して、それぞれの科が得意としていることを知るだけで、病院を選ぶのはだいぶラクになります。

そもそも、科名というのは「医学的にはっきりと認められた医療を行う場所の名前」であり、「患者が頼りにして、自分の悩みをぶつけにくる場所の名前」です。かっこよくて誤解を招くような科名を掲げて、病院が目立てばいいとか、医学的な根拠はないけれど商売にはなる、みたいな欲を出すことは許されません。

科名というのは旗印なのです。旗印とは正々堂々掲げるべきものだと相場が決まっています。先に挙げた科の名前をあえて外して（外しワザ？）、旗印に掲げているような病院は、言い方は悪いですが**「悪目立ちを狙っている」のです**。また、そもそも旗印を持たない病院というのは厳密な意味では病院ですらありません（病院を語る何者か、というやつです）。そういうところには詐欺師がいます。これは極論ですので、きっとどこかから怒られるかもしれませんが、科名で一発おいしく設けようとしている人間のことを、私は許せないので、怒られ覚悟で書いておきます。

具体的に例を挙げましょう。看板（旗印）に着目して、おかしな病院を見抜くテクニックです。

「セカンドオピニオン外来」を備えている大学病院はいっぱいあります。あちこちにあります。けれども、**「セカンドオピニオン外来しかない病院」というのは有り得ません。**なぜなら、「セカンドオピニオン科」というのは単独の標榜名として基本的に許されていないからです（前述のリストにないですよね）。一部に実在する「クリニック」を名乗りながら[20]「科名」を表示せず、「セカンドオピニオンをやっています」という施設は、そもそも医療機関としての最低要件を満たしていません。

「免疫療法科」を備えている大学病院もいっぱいあります。医学的な根拠をきちんと追求しながら、腫瘍内科などと連携して[21]免疫療法を施行する科です。けれども、**「免疫療法外来しかない病院」というのは有り得ません。**なぜなら、「免疫療法科」というのは単独の標榜名として基本的に許されていないからです。一部に実在する「クリニック」を名乗りながら「科名」を表示せず、「免疫療法をやっています」という施設は、私たちのあいだではかなり有名な詐欺師集団です（そもそも治療とされる行為がいっこうに効きません）。

よろしいですか？

ウェブサイトなどで、病院を検索したときに、

先に挙げた科の名前が旗印としてまったく表示されていない場合、その病院は「まともな医療行為をしていません」と宣言しているようなもの[22]です。

おそらくここで疑問に思う方もいるでしょう。

だったら詐欺師は、「内科」と看板を掲げながら、うそっぱちセカンドオピニオンや、インチキ免疫療法をすればよいのではないか……？

ささやき20　一部にはなんと**個人名に「がんセンター」をつける**という驚きの施設も存在しますが、当然のように「標榜科」の表示はありませんので、あそこもやはり病院ではないのだと思います。

ささやき21　「**免疫療法科**」はたいてい「内科」や「腫瘍内科」の出先機関、というか特殊部隊という設定ですので、同じ病院内に必ず内科や腫瘍内科が存在するはずです。

ささやき22　こういう「**自称病院**」は、「医療の知識を持った人が相談にのります」と堂々と書いてあったりします。一見よさそうでしょう？　これはつまり、「医者が診療をしますと書いていない」ということです。単なるアドバイスですよ、という卑怯な逃げ口上ですね。

いえ、病院というのはそれほど甘くはないのです。ひとたび、内科と看板を掲げたら、「さまざまな内科的疾患」を診てほしい患者がやってくるのです。詐欺師たちは基本的に、金になるインチキしかする気がありませんので、金にならないその他大勢の「普通の内科」なんてやる気がありません。ですから、看板を掲げません。

こちらはそれを逆手にとりましょう。看板を出しているからには、責任を持つ。旗印を示さない「病院」はあやしい。「**看板に偽りありありメソッド**」と名付けます。

「科選び」は病院選びの根幹です。多少複雑な書き方にもなりましたが、実践的です。ぜひ何度か読んで、自分のものにしてみてください。

ヤムリエの作法

・まず、病院にはどんな科があるのかを知る
・大きく「内科」と「外科」に分けて捉える
・原則的に、「外科」というのは最初にかかるべき科ではない
・どの内科に行けばいいのかわからない場合は「総合内科」
・症状を自分で診断し、エピソードを紙やスマホなどにまとめる
・「Q助」アプリ、「#7119」も活用する。とっても便利
・明確な科目（看板）を掲げない病医院は気をつける（詐欺師かも）

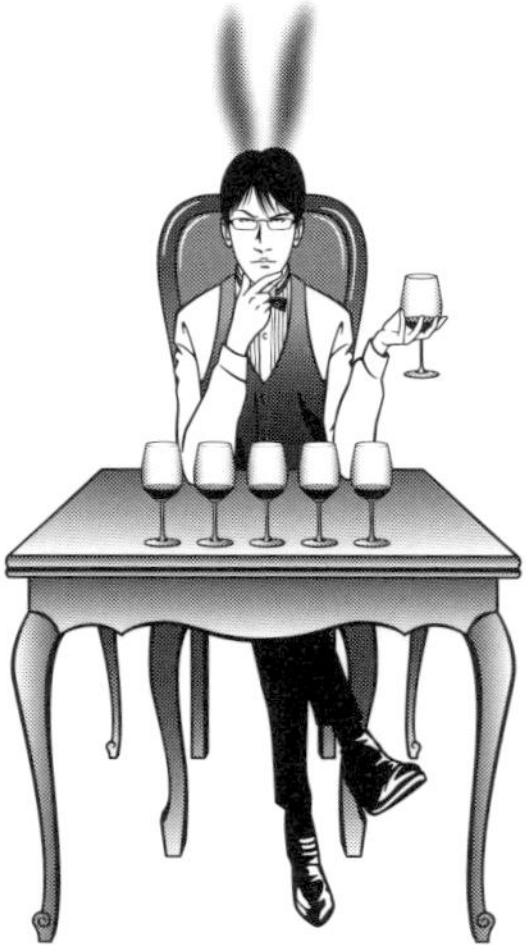

4. ショッピングモール全盛時代に思う、大病院のこと
大病院を選ぶか、開業医を選ぶか

3章がかなり項目の羅列っぽい章になってしまいました。

4章はそのぶん、ささっと読めてライトな仕上がりにしましょう。

私は、とにかく医療関係のモノは「安くてラク」でなければ話にならないと思っているのです。先ほどから本書で書いてきた「病院にかかること」はもちろんですが、「自分の病気を治すこと」においてもそうですし、もっと言えば、本書のような「医療関連の本を読むとき」だって一緒です。

「安くてラクでない」ものは広まりません。広まらないということは交流が生まれないということです。交流が生まれなければ信用が発生しません。信用がなければ価値が測れなくなります。まとめますと、

ヤムリエのささやき

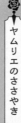

安くてラクでないものには価値がない、ということになってしまいます。[1]

本書はいくらで発売されるのでしょうか？　決してお安くはないです。どうもすみません。ああ、ということは価値がひとつ下がってしまいます。

せめて、ラクに読めなければ。だから私はこの章をラクに書き上げるつもりです。

……けれども、医者が誠実に本を書こうとしたら、原則的に、ラクにはなり得ません。なぜだと思われます？　医者の文章力がないから？　それもあるでしょう。けれどもほかにも理由があります。医学は科学なので、論理的な筋道をきちんと通らないと記述ができない。正論は耳に痛い。「原則的には」ばかり出てきて断言してくれない。項目が多くて「箇条書き」ばかりである……。[2]

でも中には読みやすい「医療本」もありますよね。あなたのおうちにはありますか？　「医者に殺されないための」みたいなタイトルがついた本。「医者を信用するな」でもいいです。「○○だけで健康に」でもいいです。

ああいう本って、めちゃくちゃ読みやすいですよねぇ。さすがです。

ま、たいていの医者は、ああいう本の存在に激怒しています。「うそばっかり書きやがって！」って。でも、読むほうだって、そんなことわかってるんです。わかってて、読んでい

ささやき1　書いていてつらいですが、市場原理をうがって適用したらそういう結論になってしまいます。もちろん「極論」です。

ささやき2　実際、この段落は「原則的に」ではじまり、「箇条書き」のように項目を羅列しています。あははは。

る。要は大きなうそにだまされなければいいんだ。書いてあることが多少はうそでも。一部が役に立てば儲けものだ。[3]

医者が仮に100%正しいことを書いていても、10%しか読めなければ、10%ぶんの情報しか得られません。

一方、本屋の店頭に平積みされている、いかにもあやしげな医療本は、読みやすくてラクで、するする読めます。書いてあることの半分がうそだったとしても、残りの50%が本当ならば、医者の書いたものよりも情報が増えるじゃないですか。

……安くて、ラクなほうに、価値がある。

だったらもう私は皆さんに、安くてラクかどうかという観点で、医療を見てほしいなと思うんです。

その価値観を変えなくていいです。

賢く、したたかに、世の中を渡っていきましょう！　だったら安くてラクなほうを常に選べばいいんです。

私はもう、「安くてラク理論の信者」でいいです。

安くて、ラクで、できるだけ正しいことを言いたい。

2章で、「通いやすい」ことを前提に病院を選びましょう、と書きました。「そのほうが、安くてラクだから」です。

ささやき3　安い、どころか、儲けてしまうわけです。

日本では公的医療保険の制度が強烈なので、どんな大金持ちであっても標準治療を選択する限り、人よりムダに高いお金を払う必要はありません（原則的に）。だったら、移動にかかるコストを削減したほうがお得だろうと思います。

ところが人間というのは「大病院」に憧れてしまうのです。通うのに苦労して、そのぶんメリットがあると信じているのです。

大病院には最新の治療があるに違いないと。

大きな病院ほど、たくさんの患者を診ているだろうから、経験もあるだろうし、腕もたしかだろう、と。

一種類の病気だけを治すならば、一つの専門家に話を聞けば済むけれど、もし複数の病気をこれから診てもらう可能性があるなら、最初から大きな病院をかかりつけにしていれば、「すぐ隣の科を紹介してくれてラク」ではないか、と。

……正直、かつての私は、そのような「大病院信奉論」をこきおろしておりました。

「中小の病院のほうが待ち時間も少ないのに、なんでわざわざ、手術の予約が3カ月先までうまっているような大病院を選ぶんだろう。人生のムダではないか」

「まず小さめの病院にいって必要な初期診療を全て行ってから、大病院での治療が必要なときに適切な紹介状を書いてもらえば（もちろん小さい病院はそういうことをプロの目線できちんと行います）、そのほうがずっと効率的ではないか。そのほうが、安くてラクではないのか……。なぜみんなわからないんだ」

けれど……「安くてラク理論」は、そう単純ではないんです。

私が「でかい病院のほうがいいだろうという感覚の本当の意味」に気づいたのは、つい最近です。きっかけは、ある地方都市の駅前を歩いていたときのことでした。

そこはとても雰囲気のよい商店街でした。肉屋の前にはおやつ代わりにコロッケを買い求める女子高生が群がり、呉服屋という言葉がしっくり来るような和装・洋装をとりまとめた小さくても上品な店が並び、風通しのよいベンチ、活気はあるけれどぶつからない程度の人混み、書店は独自の棚をつくって小さなフェアを開催し、夜はダイニングバーになりそうな喫茶店の店外には小テーブル。家族連れがおいしそうなキッシュとともに写真に収まっていたのがうらやましく感じられました。

翌年訪れたときには、その商店街が、完全に様変わりしていました。人通りはあります、駅前の目抜き通りですからね。しかし、それぞれの店へ出入りする人の数は明らかに少なくなっていました。呉服屋と書店は営業を終えていました。おしゃれな喫茶店はチェーンの牛丼屋に変わっていました。一角にパチンコ屋が開店する準備をしていました。

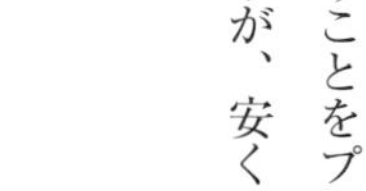

またまたあらわれるうさぎ

商店街が変わった理由は、皆さんのご想像の通りです。近隣に、大型のショッピングモールが開店したのです。
人々は、一度に多くの用事を片付けられ、大型の駐車場が完備されているショッピングモールで、大半の買い物、さらには時間つぶしを済ませてしまうようになりました。

どう考えてもあの商店街のほうが細かいニーズに応えていただろうと思いました。
コロッケを買うにも5分も並ばなくてよかった。
服を選びながら店主と少し深い話をする余裕もあった。
思いもよらない本にも出会えたでしょう。
インスタ映えしそうなステキな写真だって撮れたはずです。

一カ所に何でもまとまっているショッピングモールは、駐車場に入るだけで並ばなければいけません。フードコートは人まみれ。衣服、書店、いずれもチェーンの店ばかりで、全国どこにいっても似たような服が並んでいるだろうなと想像がつきます。店員さんはがんばっているのでしょうが、忙しそうで、ちょっと雑談という雰囲気ではありません。

でも、それが時代の要請なのです。

並んで待つとしても。
店員との会話がないとしても。

いずれ車を止めることができて、あるいは駅に直結していて、何でも入っている大型のショッピングモールのほうが、信頼度が高くなったのです。

もう今の私は、大きな病院に行きたがる方々を止める気がありません。「そういうもの」だからです。皆さん、「安くてラクで、大きい病院」に行きたがっている。だったら私は、正論を振りかざすのをやめましょう。

私は本心から、「身近な場所にかかりつけ医を持ったらよいですよ」と思っています。できればじっくりと相談に乗ってくれるような、気の置けない関係の医療者たちと知り合っていたら、人生はとてもラクになる。けれども、これから新しく病院を探す人たちが、一から「開業医のかかりつけ医」や「小さめの病院でじっくり話をできる環境」を探そうというのは、正直、厳しい時代なのかなと思い始めました。

諦めました! 今はショッピングモール時代だということです。[4]

だったら、私は「皆さんが大きな病院に通いたいという心情」を前提として、「大病院のメリット・デメリット」をお話しします。

まず、大きめの病院にかかることは十分にアリです。デメリットとしては「待ち時間」と「医師と会話できる時間の少なさ」が挙げられますが、それを上回るメリットとして、「大病

ささやき4　もちろん、うまーく開業医とか小さな病院を選んでご自身の医療相談を進めていける方を、私はとても尊敬するんです。すでにかかりつけ医をお持ちの方は超ラッキー。これからも多くの人にかかりつけ医を見つけてほしいなとは思います……理想論ですみません。

院ゆえの安心感」があります。無視できません。医療とは結局、「病気を治すもの」に留まらず、「病気にかかった自分の人生を整えていくもの」であり、人生には安心が不可欠だからです。

では、この「安心感」というメリットを少し解体[5]してみましょう。

私たちが、「大病院だと安心だ」と思うのはなぜか?

例えば、大きな病院のほうが多くの患者を診ているのではないかという……「経験が豊富そう」という信頼感があります。実際その通りで、大きな病院には多くの患者が集まりますので、それだけ経験数も多くなります。

あと、〝最新の治療〟は基本的に大きな病院でないとできないイメージがありますもんね。もし、自分が最新の治療を受けなければいけない病気だったとしたら、まず小さい病院を訪れてそこから大きな病院を紹介されるよりも、最初から大きな病院に行ったほうが「早くて効率的だろう」と考えてしまいがちです。[6]

これらのメリットを想定して、大病院を信頼すること自体はまったく間違っていません。ただし、これらのメリットは、じつは大病院でなくても得られる可能性があります。

中小病院で活躍するベテランエース

まず、大学を含めた大病院で多くの症例を経験した人が、その後、中小の病院に移籍する場合があります。これは「医局制度」のつながりであったり、出世レース的なアレコレが関

ささやき5　「医者はすぐこうやって構造を解析するから嫌いです」と言われたことがあります。

ささやき6　こう書くのはつまり、「そうとは限らないよ」ということです。

与していたりするのでなかなかキナ臭い話題でもあるのですが、まぁ医者自体の人生にいろいろあるということは置いておいて、**「多くの症例を経験した状態で、少し小さめの病院でゆっくり患者と会話をしながら深い診療をしている医者がいる」**ということです。

大病院で得られたメリット（医師の経験した症例数、先端的な治療法）と、大病院におけるデメリット（待ち時間が長い、医療者と患者が十分に会話する時間がとれないなど）を十分に理解したうえで、より患者と近い位置で診療をしてくれる医者が中小の病院にいるとしたら、そっちのほうがはるかに「安くてラク」だとは思いませんか？

大学を含めた大きすぎる病院で経験を積んだ後に、中小の病院で大活躍しているベテランエース。なんとなく似ているなぁと思うのは、「チェーンの居酒屋で店長を何年も務めてノウハウを十分に吸収してから、地元で客との距離が近い居酒屋をオープンするタイプの人」です。そういう人のつくったお店がときおり情報雑誌に載っていますが、いかにも「わかってる」という気がしませんか？

いやいや、そんな「当たり物件」を、どう探せばいいんですか、と聞かれます。では、お答えしましょう。

大きい病院で診療を受ける際に、実際に主治医に尋ねてみればいいのです。[7]

「この病院での診療には大変満足しているんですが、[8] 少々大きな病院すぎて待ち時間も長いですし、じつは少々遠くて、通うのもしんどいんです。先生が信頼できる、もう少し小さな病院にご紹介いただけませんか？」

ささやき7　ホームページなどで出身大学や出身病院とキャリアを元に推測する、という手もありますけれど、めんどくさいですよ。むしろ**餅は餅屋**、医者の評判は医者に聞くとよい気がします。

ささやき8　**忖度**してみました。

これできっと、より通いやすい病院の医者を紹介してもらえると思います。

もちろん、通うのがしんどくなければ大病院だろうがなんだろうが、そのまま通ってください。ここはメリットとデメリットを天秤にかけた判断が必要なのです。

〝最新の治療〟より〝標準治療〟

次に、〝最新の治療〟についてです。

古きも新しきも全てまとめて「一番いい治療」を「標準治療」と呼んでいます。すなわち、標準治療は「現代における最上の治療」[9]を指す言葉です。そして、病院の大小を問わず、全ての医者は「まず標準治療をする」という鉄則を守っています。**原則、じゃないですよ。鉄則です。**標準治療がなんらかの理由で続けられなくなったときに、ある程度の「賭け」のニュアンスを籠めながら、まだ効果がはっきりしない〝新しい治療〟[10]を提案する場合はありますが、あくまで例外です。

標準治療を行う前には、まず「診断」が必要です。診断とは、病名を決め、病気の程度を詳しく調べる作業を指します。

患者の話を聞き、診察をして、血液検査を行い、画像検査を加えて……、順序立てて診断が行われます。

これらは全て順番が決まっています。診断を行わずに治療をすることはできません。口内炎が痛くて病院に行ったのに、診断もせずに痔の薬を出されたらさすがに頭にくるでしょう。そんな極端な……と思われるかもしれませんが。今私はそのレベルの話をしているのです。

ささやき9　未来においてはもっといい治療が出るかも知れませんが、そのときは「標準治療がもっとよい標準治療に入れ替わる」だけの話です。

ささやき10　効果がはっきりあるとわかった最新の治療は「標準治療」になります。

診断→標準治療（現時点で最高の治療）→〝新しく効果がはっきりしない治療（治験）〟

この順番は決して崩れません（**図3**）。そして、これらを担当する場所もまた、ある程度順序があります。

小さい病院→中規模の病院→大きめの病院→大学病院・各種研究センター

小さい病院で手術系の治療が行えないというのは、単純に「麻酔科医が常勤していない」とか「内科で開業しており、外科ではない」などの理由です。診断や内科系の内服についてはかなりのレベルまで、小さい病院であっても行うことができます。

これを見て、「大きな病院や大学病院なら全部できるからラクだね！」と考える人のお気持ち……とてもよくわかります。

けれどもショッピングモールと違って大病院の待ち時間というのは「駐車場

図3　標準治療の流れ

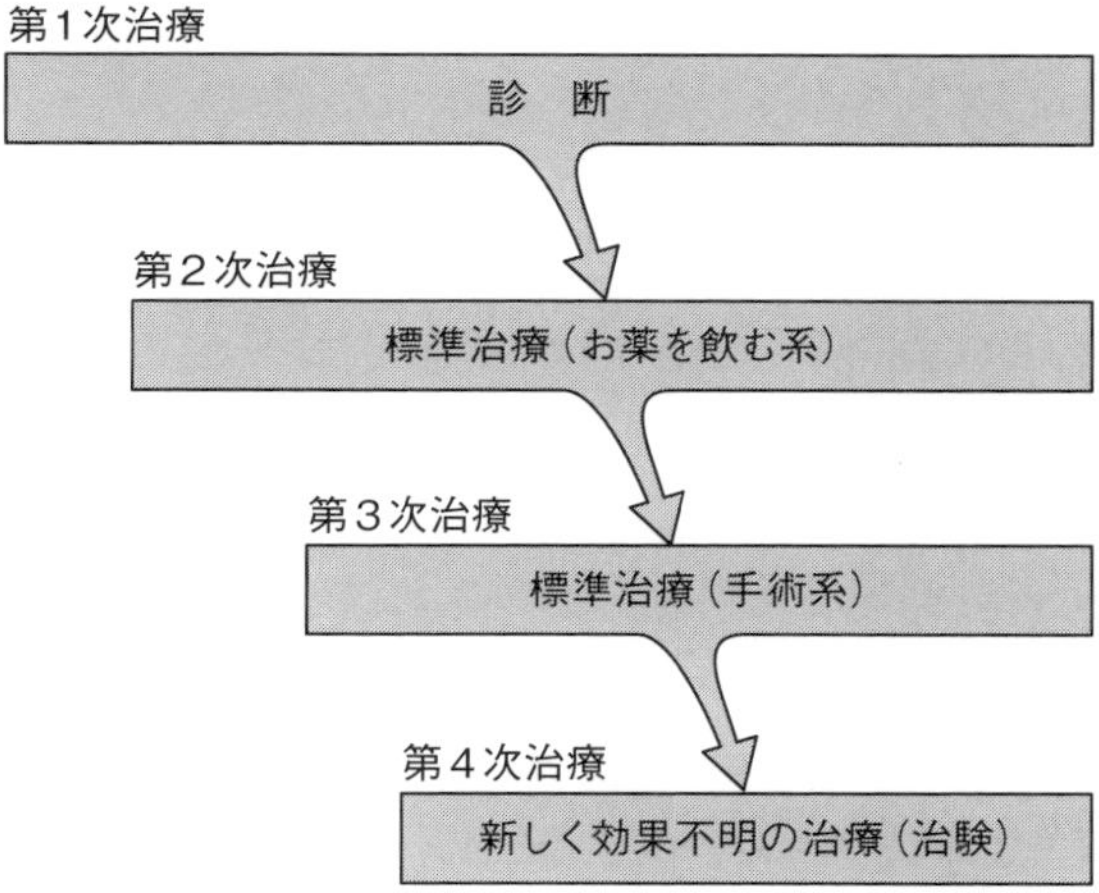

待ち1時間」では済みません。「予約に2カ月+外来で3時間」です。だったらその2カ月のうちに、診断の多くを少し小さめの病院で済ませ、薬で治療できるものならしてしまうほうが、はるかに「安くてラク」だと思いますよ。……まぁ、私の意見ですけれどね。

少なくとも、**「最初に病院を選ぶときに〝治験〟に加われそうだという理由だけで大きな病院に行くことは、ムダである」**は言っていいと思います。

ヤムリエノート・2

そうだ、忘れてました。

皆さんもご存じかと思われる、「研修医」の問題について触れておきましょう。大きな病院では医者に成り立ての研修医が勉強をしています。すると、大きな病院に行ったはいいけれど、担当が若くて頼りない医者だったら、どうしよう……かえって心配だ、みたいなことも、かなりの方が懸念されています。

でもそこはあまり心配しなくていいと思います。そもそも、「研修医がいるほど大きな病院」では、研修医だけがあなたの診療を担当していること（主治医が一人で全ての判断をくだすこと）はまず有り得ません。表面には出てこなくても、必ず「指導医」がいまして、研修医の判断を厳しくチェックしています。ですから、「未熟な研修医に当たるかもしれない」という理由で大病院を嫌う必要はないと思います。

というわけで。「最初から大病院はやめようよ」と思っている私も、最近のショッピングモール的社会には勝てません。大きめの病院にまず訪れてしまうお気持ちよくわかります。そのうえで！　自分の症状を紙に書き、ゆっくり主治医と話したいなぁと思う余裕があるならば、まずは「もう少し小さめの」病院からはじめてみませんか。少なくとも最初から大学病院というのはものすごくいろいろムダです（大学病院が必要だと判断されたらちゃんとそのときは大学病院に紹介されるのですから）。そして、いずれは、開業医たちが今以上に機能して、患者の悩みを日々聞けるようなシステムへと変わっていけばいいんだけどなぁ、と願っています。

さて、ここまでが本書の「総論」になります。
まだ、ページがたくさんありますね？
ここからは、「各論」になります。もっと具体的な話をしますよ。

ヤムリエの作法

・「安くてラク」なほうに価値がある、これは病院選びの「鉄板」です
・昔の商店街より大型ショッピングモールは、時代の要請
・病院もしかり、大病院ならではの「安心感」は否定できない
・ですが、大病院出身のベテランエースいる、標準治療が受けられる、
そんな「安くてラク」な中小病院もお得（病院選び、ここからはじめませんか）

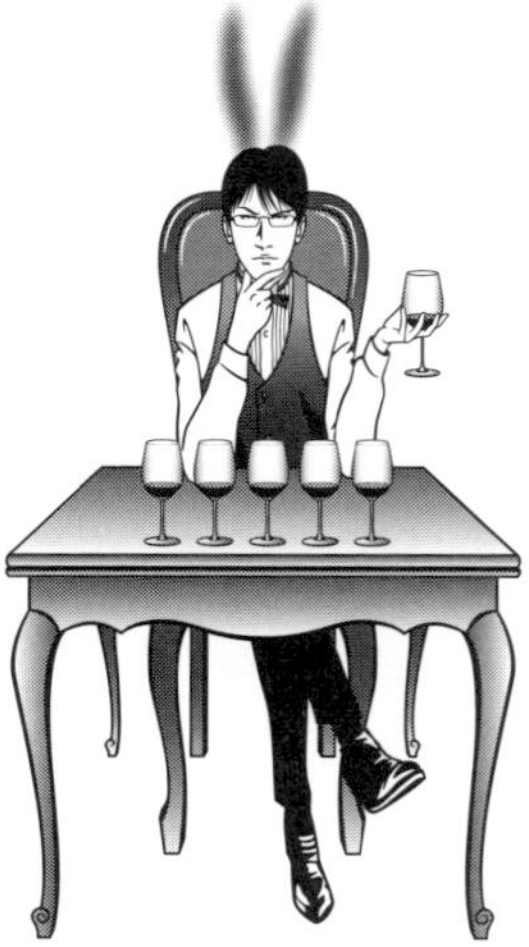

第2部

ヤムリエの作法

〜各　論〜

5. 果報は寝て待て 一般的な「かぜ」について

本章からは、各論に入ります。まずは、「かぜ」についてのお話をしましょう。病院に行くのはもっぱらかぜをひいたとき！　というイメージをお持ちの方もいらっしゃるでしょうし、かぜごときでは病院なんかいちいちかからないよ、という方もいらっしゃると思います。かぜというのはありふれていて、誰もが経験するものであり、かつ、じつはなかなか複雑で難しい病気でもあります。「病院選び」を考えるうえで、避けて通れない題材です。各論の最初にふさわしいのです。

では、私たち医者はかぜをひいたときにどうしているかというと……そうですね、「かぜごとき」では病院にはかからない人が多いですね。

この話をすると、たいていの人はいったん頷くのですが、すぐさま激しくつっこまれることになるのです。

「そりゃあ自分で自分が『かぜだとわかる』人は、それでいいだろうさ。だってかぜなら寝

ヤムリエのささやき

てれば治るってんだろ。知ってるよ。でもこっちは、今具合が悪いのがほんとに『かぜなのかどうかがわかんない』んだよ。だから病院に行かないと不安だ」

そうなんです。病院に行く理由って、「今苦しいからなんとかしてくれ」のほかに、「これがなんだかわからん、教えてくれ」があるんですよね。

前者は「治療」に関わる問題。

後者は「診断」に関わる問題です。

テレビでは、軽症で病院にかかる人が多いと、外来は混むという。

本当に必要な人だけ救急車を呼べ、なんて話もよく聞く。

けれど、**自分で自分を軽症だと診断できない**なら、病院に行くしかないじゃないか。軽症であればいいけれども、もし厄介な病気だったらどうしよう。その見極めを素人がするなんて、おそろしい。とんでもない。

結局、待合室で凄く待たされる。貴重な時間を失い、余計なお金だってかかる……しょうがない。軽いかぜだとは思うけれど、病院に行ってみた。そしたら、待合室にひどいかぜをひいている人がいっぱいいた。

新たにかぜをもらうために病院に行ったような気になるなぁ……。

いかにもありがちな展開ですが、今この瞬間にも全国で多くの人が悩んでいる問題ではないか、と思います。このような「不利益」を少しでも避けようと思ったら、私たちは、診断

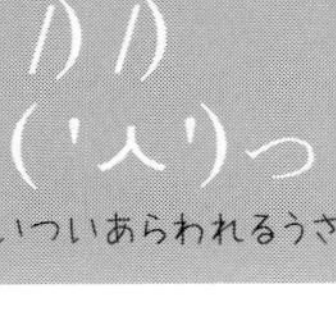

ついついあらわれるうさぎ

というシステムを多少なりとも学んでおいたほうがいいのではないかな、と思います。
診断というシステムを学ぶ、というと難しそうですが、要は、こういうことです。

「自分はかぜなんだろうか？　病院に行くべきなんだろうか？」

この疑問に、私はシンプルに答えることにします。

あなたが「これは、かぜだな」と思ったら（当たっているかどうかはともかく）、無理をしない程度に食事をし、いつも通りに水分をとり、いつもより多めに寝て休みましょう。その段階で病院に来なくていいです。

そして、日ごとにどんどん悪くなり、一週間経っても一向に治らない、むしろ悪くなっていると感じたら、それはきっと「かぜ」ではありません。病院に行きましょう。

これは**極意**に近いアドバイスです。そして、この極意を正直に申し上げると、すごく怒られます。

「待て待て、一週間経ってよくならない、そしたらかぜじゃない、だって？　かぜじゃないものを一週間も放っておいたらだめだろう！　それを一週間早く見極めるために病院があるんじゃないのか！」

「もし最初の時点でかぜじゃないと気づいて、治療も早くはじめていれば、悪化する前に対処できたのでは？　素人判断で、一週間も黙って休んでいたから、悪化したんじゃないのか？」

では少し詳しくご説明します。

まず、**あなたが「これは、かぜだな」と思ったら**と書きました。じつは、これはかなり厳しい条件設定です。これを読んでいるあなたはおそらく大人で、まぁどれだけ若くてもせいぜい小学校高学年くらいですよね。漢字が読めるわけですし。でしたら、今までに何度かかぜをひいたことがおありでしょう。はっきり申し上げますが、あなたは、**今まで何度かかぜをひいたことがあるからこそ、「これは、かぜだな」とわかる**のです。過去の体調不良と比べて「あまりひどくない」ときにかぜだと判断しているわけです。

逆に、**今まで経験したことがない病気であったら、いつものかぜとは思えないはずですし、いつものかぜとちょっと違うなと思ったときに病院に行くのは妥当**な判断です。

極端な例ですが、大人になってはじめてかぜにかかった[1]人の中には、そもそも「これはかぜだな」と判断できない人がいるかもしれません。そういう方はたとえ軽症であろうが、過去と比べることができない以上、判断を病院に任せればいいと思います。

ささやき1　今までかぜ一つひかなかったのに、急にかぜをひいた理由のほうが気になるくらいです。「今まではかぜをひいたことがなかったのだが、今回はじめてかぜをひいたのではないかと思って、気になった」というのは立派な受診動機だと思います。

そして、ここが肝心なのですが、「ああ今回もいつものかぜだなぁ」というあなたの感覚は、どんな医療機器よりも鋭敏だ、ということを強調しておきます。ある体調不良が「ときおりこうなるんだ、そしてある程度時間が経てば治るんだ」となんとなくわかる、という現象。皆さんもご経験があるでしょう。それは、立派な「診断」です。

じつは医者も皆さんと同じ思考回路で診断をすることがあります。「その体調不良は、以前にも経験したことがありますか?」という診察の常套文句を聞いたことがある方もいらっしゃるでしょう。「ええ、以前にもまったく同じ症状が、同じくらいの程度でありました」と答えれば、医者は頭の中で「ならば今回も前回と同じ経過をたどるだろうな」と推察します。

あなたの「これはかぜだな」という判断は、たいてい合っています。それはあなたの経験や勘に裏打ちされたものかもしれませんが、精度は高いのです。

そして、**「今までのかぜとは何か違うな……」と思ったら、「今までのかぜとは少し違うと思った」というメモを持って病院にお越しください。**

以下に前述した「極意」をもう一度載せますが、この一見乱暴にも見える文章の中には、診断学の要諦がいくつも含まれています。

①あなたが「これは、かぜだな」と思ったら(当たっているかどうかはともかく)、②無理をしない程度に食事をし、③いつも通りに水分をとり、④いつもより多めに寝て⑤休みましょう。その段階で病院に来なくていいです。

そして、⑥日ごとにどんどん悪くなり、⑦一週間経っても一向に治らない、むしろ悪くなっていると感じたら、⑧それはきっと「かぜ」ではありません。病院に行きましょう。

①「いつものかぜだと思える程度」の症状から、ひそんでいる別の病気を見抜くのは医者にも難しいのです。「いつもと違うところ」がないならそれはかぜです。

②食事すらとれない（喉《ノド》が痛い、疲労が厳しい、起き上がれない）ならそれは単なるかぜではないです。病院へ行きましょう。

③水分すらとれない（喉が痛い、起き上がれない）ならそれは単なるかぜではないです。病院へ行きましょう。

④睡眠がうまくとれないならそれは単なるかぜではないかもしれません。いずれにせよ睡眠障害があると、いろいろ大変ですから病院へ行きましょう。

⑤休めないほどの問題を抱えている（体が痛くて休めないなど）なら病院へ行きましょう。仕事の都合で休めないというのなら仕事を休むために病院へ……いや、それは順序がおかしいか。

⑥普通の発熱は5日前後でよくなるはずですよね。最初の数日は悪化してもおかしくないですが。

⑦熱が7日以上続くというのは立派に「病院に行く」理由です。

⑧以上に限らず、例えば、「かぜなのに妙に頭が痛い」とか、「かぜだと思うけど、なんか変なブツブツが出た」とか、自分で「これほんとにかぜかな」と疑ったら、迷わず、病院に行きましょう。

……でも、まだ納得できない方もいらっしゃるでしょう。
「かぜっぽく見える、重大な疾患を見逃したらどうするんだ！　こっちは素人なんだぞ」
「かぜじゃない病気を一週間放置するなんてとんでもない！」

じつはですね。

大の大人が「まぁ、かぜだろうな」と思う程度[2]の、喉《ノド》の痛み・鼻水・咳、すなわち「軽いかぜ症状」で病院に来たときに、医師（玄人）が初回の診察で「それ、軽症じゃないです、重症ですよ」と病名をひっくり返せることというのは、ほとんどありません。あるとしたら、それは、初診時ではなくて、「次回の診察」です。

ここは診断学そのものなので、きちんと説明をします。
まず、症状の程度が軽いということは、特異的所見[3]が発見しづらいということです。ここでいう特異的所見というのは「ある病気であると診断するために必要なサイン」と考えてください。
サインは程度が強く、期間が長いほど認識しやすくなります。逆に、程度が軽くて、短い期間しか観察できないと、そのサインに意味があるかどうかの判断ができません。ある程度、症状がはっきりと強まれば、どこに何が起こっているかを科学的に解明することはそれなりに容易です。けれども、微弱な変化であればあるほど、その差を見極めることは困難になります。それは、血液を採ろうが、ＣＴを撮影しようが、ＭＲＩを撮像しようが、まった

ささやき２　先ほどのくり返しですが、「普通のかぜにしてはおかしいな」というときには、「確かに、これ、軽症じゃないです」と診断されることはあります。でもこれはある意味、ひっくり返ってはいないんですよね。

ささやき３　もっと簡単な言葉に置き換えてもよかったんですが、この本、ここまで専門用語がほぼゼロでしたので、ここぞという今、使います。**特異的所見。**

く同じことです。判断するのが素人だろうが、玄人だろうが、同じことなのです。

医者と患者がはじめて出会う初回の診察（初診）時に、患者が「なんかいつものかぜと違うんですよね」と考えていれば、それは非常に大きなサインとなります。どこが違うのか、どのように違うのかを、医師は専門的に聞きだして、例えば、喉の痛みがいつもより強くて水が飲めないとか、声がかすれて困っているとか、そういった訴えの中から、「これはいつものウイルス感染とは違うのではないか」という診断のヒント（特異的所見）を探し当てます。

しかし、患者自身が、「いつものかぜとどう違うかわからない」とき。医者はどうするか……。

じつは、「様子をみる」しかないのです。

「かぜでいいと思います。ただ、このまま様子をみて、悪化するようでしたらもう一度私のところに来てください」

小さなサインが時間とともに「消えずに残る」というのは、一つの違和感。「増幅する」ならば、それはもはや小さなサインではありません。

ですから、結局、どうなるかというと……。

病院に行ったら、「おそらくかぜだとは思うけれど、かぜじゃない病気だったら困るから、とりあえず、一週間様子をみましょう」と言われた

ということになります。……これは、先ほどの「極意」と、どう違いますか？

あなたが「これはかぜだな」と思ったら（当たっているかどうかはともかく）、無理をしない程度に食事をし、いつも通りに水分をとり、いつもより多めに寝て休みましょう。その段階で病院に来なくていいです。

そして、日ごとにどんどん悪くなり、一週間経っても一向に治らない、むしろ悪くなっていると感じたら、それはきっと「かぜ」ではありません。病院に行きましょう。

ほら、結局、**かぜであってもなくても、最初の一週間にやることは変わらないわけです。サインが軽微な場合には、様子をみるしかない。**軽症の喉《ノド》・鼻水・咳であれば、まずは一週間程度安静にして様子をみる。そうしないと、万が一かぜ以外の病気だったときのサインというのもはっきり見えてこない。あなたが「いつものかぜと違う」という情報を医師と共有できない限り、「いつものかぜだろうなぁ」で病院に行く意味がどんどんなくなっていくのです。

「患者が、どこかいつもと違うと感じた、と医者に伝えること」

が診断学においては極めて重要だということです。

なお、じつはある限られたシチュエーションでは、以下のようなことが起こります。

「医者が、この患者はいつも診て[4]いるけれど、どこかいつもと違う、と気づく」

患者の代わりに医師が気づいてくれる。これは便利ですよね。でも、どういう状況だとこんなラッキーなことが起こるのでしょうか？

答えは、「かかりつけ医を持っている」場合です。すなわち、長年にわたって同じ医師に診てもらっていると、医師が「いつもと違う」と気づけるようになります。

医師というのは本当に患者をよく「診て」います。

歩行はしっかりしているか。足取りはどうか。うわついていないか。ふらついていないか。顔色はどうだ。汗のかき具合はどうだ。首に血管は浮き上がっていないか。唇の色はどうか。しゃべる声はどうだ。目はどうだ。白目は。黒目は。体の動きに変なところはないか。指の先はどんな色をしているか。つきそいの人はいるか。いたとしたらどんな表情をしているか。

これらをチェックすることで、ときには患者に具体的な話を聞く前に、患者自身が気づいていないような微弱な体の異常に気づくこともあります。

ただ、そんな微弱なサインを、初対面の患者（しかも、かぜだろうと思って病院に来た軽症の患者）で指摘するというのは、本当に大変です。

診断学には時間経過というのが重要です。名医であれば最初に会っただけで全てを見抜いてくれるというのは、医師にとっては光栄な風評であり、かつ、幻想でもあります。

ささやき4　「見て」でもいいのですが、診察という行為における「みる」ではこの漢字を使うことが多いように思います。

＊　＊　＊

「いつもと違うかぜには気をつけろ」というメッセージが伝わっていれば何よりです。そして、あなたの直感はあてになるよ、という意味のこともここまでくり返し申し上げました。だからといって、「だからあとは自分で考えてね」では少々不親切です。「結局、かぜって、何なの？」という疑問[5]を、この際ですから解消しておきましょう。

まず、かぜ症候群とは「急性上気道炎」のことです。**喉《ノド》が痛くて、鼻水が出て、咳が出る、という三つの症状がそろった病気**をいいます。原因は各種のウイルスで、一週間程度[6]で何もしなくても治りますし、何かしたところで根本のウイルスを倒すことはできませんので、「かぜを早く治す薬」というのは、この世の中に存在しません。[7]

治療法がないが、勝手に治る。

これがかぜ症候群です。

ですから、かぜ症候群であれば病院にかかる意味がなく、必要もありません。

いやいや待ってくれ、かぜの症状を抑える薬はあるじゃないか。だったらそれをもらうために病院にかかってもいいだろ。という方もいらっしゃるでしょう。

ささやき5　いまどきネットで検索したらいくらでも出てくる情報ではありますが、本で読むとまた違った印象があるはずです。

ささやき6　時と場合によりますけれど。

ささやき7　２０１９年２月現在。

確かにあります。喉の腫れを抑えたり、鼻水を少し出づらくしたりする薬があります。

「一週間とはいえ立派に私の人生だ。だったらその人生をラクに過ごすために、薬をもらうことには意味があるぞ！」

けれどもそのような「症状に対処する薬」は、病院に行かなくても基本的にドラッグストアで買えます。ですからやっぱり、「あえて病院にこだわる必然性」はありません。**病院のほうが切れ味がよい薬を出すというのはよくある勘違いです。**もちろん、先ほど申し上げたような「かかりつけ医」をお持ちで、あまり長時間並ばずともすぐに診てくれて、なんなら近況報告もできる、という環境であればぜひ利用してください。**そういったかかりつけ医**[8]を探す目的で、軽微なかぜをひいたときに通いやすい病院を探して訪れてみるのもよいかもしれません。けれど、少なくとも大病院を選ぶのはやめたほうが無難です。長時間かけて通って並ぶだけで疲れてしまいますからね。

＊　＊　＊

ここで疑問を持たれた方はいらっしゃいませんか。

「かぜといっても、別に喉とか鼻とか咳だけじゃないんじゃないか」と。

例えば、「おなかのかぜ」とか、「熱が出るかぜ」「頭が痛くなるかぜ」はどうなんだ、と。

はい、とても大事な質問です。しっかり順番に見ていきましょう。

ささやき8　ちなみに私の友人医師は、家から歩いて2分の薬局に勤める常勤薬剤師と友だちになり、「かかりつけ薬剤師」として薬の相談をしています。使い勝手のいい漢方薬の相談などをするんだそうです。なるほどなあ。かかりつけというのは別に医師じゃなくてもいいんですね。

【おなかのかぜ】

まず、「おなかのかぜ」というのはぶっちゃけますと、いわゆる**食あたり**です。上気道の症状（喉《ノド》、鼻、咳）とはまるで別ですが、一般に「おなかのかぜ」と言われている軽い下痢症状などは、上気道にかかるのとは別のウイルスによるものが多いです。

ですから、「あ〜、おなかのかぜだなぁ」と思ったら、やはり、水分と睡眠を確保して休んでいれば一週間程度で治ります。ウイルスの種類は違いますが、同じなのです。

治療法がないが、勝手に治る。

というわけで、「おなかのかぜ」も、先ほどまでと同じ原則をあてはめます。

あなたが「これは、かぜだな」と思ったら（当たっているかどうかはともかく）、無理をしない程度に食事をし、いつも通りに水分をとり、いつもより多めに寝て休みましょう。その段階で病院に来なくていいです。

そして、日ごとにどんどん悪くなり、一週間経っても一向に治らない、むしろ悪くなっていると感じたら、それはきっと「かぜ」ではありません。病院に行きましょう。

そして、やはり「いつもと何か違うな」という気づきには注意を払いましょう。**例えば、皆さんは「明らかに下痢の回数が多くてトイレから出られない」ときに「あ〜、おなかのかぜだな」とのんきに構えないだろうと思います。激しく吐いたり、血便が出たりしながら「今年のかぜは厳しいなぁ」とは思えないはずです。**そういうときは素直に病院に相談しましょう。**海外旅行の後**とか、**野生動物を生食**したみたいな、「あっ……アレにあたったかも……」というのがわかるときには、最寄りの病院に電話で相談してみましょう。普通の感染性胃腸炎よりも経過が長くなることがありますし、周りの人に同じ症状が出るとか（集団食中毒）、自分の病気を周りにうつしてしまう可能性もあるからです。

【熱が出るかぜ】

次に、「熱が出るかぜ」。

これも「おなかのかぜ」同様、正確には「かぜ症候群」ではありません。さらに、ちょっといやな感じがします。

一般に「熱が出るかぜ」といわれているものの代表はインフルエンザです。インフルエンザ感染症は、厳密には「かぜ症候群」ではないのですが、他のウイルス感染症と同様、体はつらくとも一週間もすれば治ってしまいます。ですから本当は「インフルエンザだとわかっているならば」[9]、病院に行く必要はありません。インフルエンザに対処する抗ウイルス薬が有名ですが、じつはあの薬を飲んでも熱が下がるまでの日にちが1日短くなる程度、という報告が多数あります。その1日を得る（かもしれない）ために苦労して1日を病院通いに使うことが、どれだけいいのかは議論が分かれるところです。

ささやき9　先ほどまでと同様、「わかれば」苦労はないんですけれどね。

熱が出るかぜは、先ほどまでの「喉《ノド》・鼻水・咳のかぜ」や「おなかのかぜ」とは違って、「いつもと違うかどうか」を判別するのが難しいです。人間はたいてい熱が出るとそれだけで「いつもと違う！」と感じてしまいます（当たり前ですけれど）。ですから、「すなおに病院に行ったほうがいい発熱」のパターンをおさえておきましょう。

・高温環境にいた（すなわち熱中症。即座に救急隊に連絡が必要）
・熱が高いのに、がたがた震える[10]
・食事がまったくとれない、水分がまったくとれない[11]
・おしっこが出ない[12]
・動けない
・意識がもうろうとする
・頭が痛い、首を振るだけで痛い
・お腹が痛い、あるいは体を動かすとお腹の中に痛みがひびく

これらの場合は、病院を受診しましょう。動けないなら救急車を呼んでください。**判断に迷ったら、＃７１１９、あるいはアプリ「Q助」です。**これらはあからさまに「重症」のサインを発していますので、医療者たちは仮に真夜中であっても、「これは大変だ」と気合いを入れて眠気を吹き飛ばし、適切な診療をしてくれます。

ささやき10　「悪寒戦慄（おかんせんりつ）」などといいます。熱が高いのに体がなお熱をあげようとしているサインです。なお、熱がなくてもがたがた震えだしたら、それは「これから熱が出るサイン」ですので、その時点で病院にご相談ください。

ささやき11　脱水はかなりよくないのです。

ささやき12　脱水にならないからいいだろう、ではなく、「すでに脱水なので、出す**おしっこ**がない」もしくは「おしっこをつくって出す過程に問題がある」サインで、これもかなりよくないです。

なお、

・発疹をともなう[13]
・どこも具合悪いところがないのに、熱だけが高い[14]
・とにかく一週間以上熱が高くて治らない

ときも、念のための受診をおすすめします。ただこのときは救急車まで呼ばなくてもいい気がします。私の個人的な感覚ですが、「見た目が軽症の患者」は、夜中に救急車を呼ぶより昼間に病院を受診したほうが、質の高い医療が受けられる率が高いと思います。昼のほうが医療者の数が多く、元気ですし、病院で行える検査の数も多いですからね。

【頭が痛くなるかぜ】

最後に、「頭が痛くなるかぜ」。

一般に「頭が痛くなるかぜ」には、ものすごくさまざまな病態が含まれています。ウイルス感染によるケースもありますが、副鼻腔炎で頭が痛くなることもありますし、いわゆる肩こりを「頭の痛くなるかぜ」だと思っていることもあります。視力が影響している場合も。さらには髄膜炎とか膠原病といった厄介な病気の出始めであることもあります。この場合、見分けるポイントは、やはりこれ。

ささやき13　「ぶつぶつが出る」「皮膚に赤いしみが出る」「水疱が出る」などです。

ささやき14　逆説的ですが、これは不気味です。発熱が一週間続いたら、ほかに具合が悪くなくても病院に行ったほうが無難です。

「いつもと違うかどうか」。

ただ、頭痛のときには「いつもと同じであっても」、一度病院に行ってみたほうが対処法が見つかるかもしれません。あまり自己判断でがまんせず、気軽に受診してください。

以上、長い長い説明になりましたが、私を含めた医者の多くは、「いつものかぜなら病院にかかる必要がない」という判断をくだします。「いつものかぜ」の判断は、決して医学的な知識が必要なものではなく、あなたがあなたの体と日頃から向き合っていればかなり判断が可能になります。「何かおかしい」と思ったら、その自分の直感を尊重しましょう。迷ったときには、#7119、もしくは「Q助」です。

ヤムリエの作法

・①「かぜだとわかればよし」、②「わからなければ不安」。ごもっともです

・①でも静養、②でも静養。一週間経ってもよくならかったら「病院」（これは鉄則）

・かぜは勝手に治る軽症、初診ではそれ以外の重症サインはわからない

・ゆえに、様子をみましょう。つまり「果報は寝て待て」

・ただし、「いつもと違うかぜ」には気をつけてね

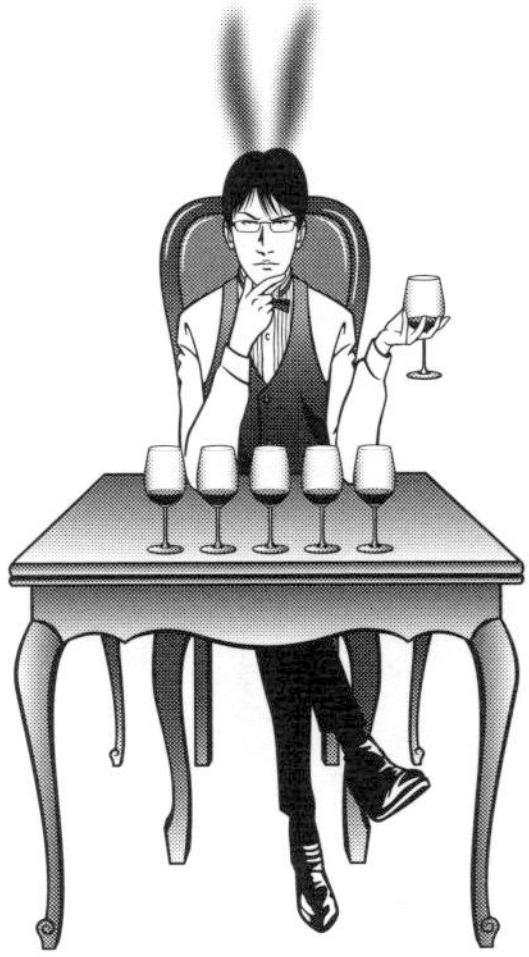

6. 一病息災
血圧やコレステロール、血糖で病院にかかるときの話

かぜの話を書くうえで、「いつもの自分と違うかどうか」に気を配っていただきたい、という内容を何度も書きました。これを書きながら思ったことがあります。本章はかなり私の哲学が入りますので、「はぁ、そういう考えもあるかなぁ」くらいの感覚で読んでいただければ幸いです。

1. ライフラインを維持する（人体＝巨大な街）

人間が生きていくというのは、自分をメンテナンスし続ける「維持の歴史」であるなぁと考えることがあります。

まず、毎日食事をとり排泄をするという行為は、定期的に自分の中に栄養や酸素を取り入れて、不要なゴミを捨てていく維持作業にほかなりません。この際、自分の中だけで全てを産み出すことができない私たちは、外部から何かを取り入れるという作業のときに、うっかり「敵」を迎え入れることがないように、免疫という仕組みをつくって、自分の体にとって

ヤムリエのささやき

害となる物質を跳ね返したり、やっつけたりします。定期的に運動することで筋肉をメンテナンスすることも健康生活には重要です。筋肉は多くのエネルギーを必要としますので、運動によって体内における栄養の「物流」が活性化し、「よどみ」を防ぐことができ、新陳代謝が活発になって、筋肉以外のあらゆる部位における生産・消費にいい影響が出ます。血液の中に放出される各種のホルモンは、人間が生命活動を続けていくうえで、「今は攻撃的にがんばろう」「今は休息をとろう」「今は栄養を使いまくろう」「今は栄養を貯蓄しよう」といった細かい調節をしてくれます。そうそう、忘れてはいけないのは「脳」ですね。常に新しい刺激を入力し、会話や行動という出力を行うことを続けていれば、歴史上最高のコンピュータである大脳は非常に長い時間、高度な情報処理に携わってくれます。以上のような、ありとあらゆる「新陳代謝」や「状態の維持」は、心臓と血管という循環システムによってダイナミックに媒介されているのです。

人間の仕組みを学んでいくと、私はしばしば、まるで大きな街を見ているようだなぁ、という気分になります。交通網や電気・水道といったインフラが張り巡らされ、多くの生産者が適材適所に暮らし、物流があり、消費する人がまた新たな生産者となり、警察機構があって……。

かくも壮大な「自己を維持するシステム」[1]によって、人間は平均80年余もの長きにわたり自分自身を保っていくわけですが、いかに繊細で高度な維持システムとて、不慮の事故や事件に見舞われることはありません。それが「病気」であり「ケガ」です。

病気やケガと戦うのが「医療」です。そして、「医療」とは、医者や病院が「治療」を行う

ささやき1　医学用語で「ホメオスタシス」というのですが、ま、なんでも専門用語を使えばよいというものではないです。

ある短い期間だけを指すのではなく、「維持」の性質をかなり含んでいる[2]ということに気づきます。

2. ライフラインを破壊するモンスターをやっつける

例えば、街にモンスターがやってきて、手当たり次第に商店街を破壊し始めたら、そこには警察とか自衛隊などが出動して、モンスターを攻撃、あるいは捕獲しようと試みます。いずれこれらの怪物たちがいなくなれば、街には平和が戻ります。

これと同様のことが人体にも起こることがあります。人呼んで「感染症」です。感染症の原因はウイルスとか細菌などの「人ならぬモンスター」たちです。[3] ただし、ウイルスや細菌たちの中には、特に悪さをせずに人間と共存している無害なペットみたいなものもいます。全てのモンスターが害悪であるとは限りません。[4] 人に害を為すモンスターだけを見極めることが肝要です。

感染症の代表といえば、前章で語った「かぜ」。人間がもともと持っている免疫（警察）はかなり優秀ですので、基本的には街に外から爆弾を落とすような真似はしないほうがいいです。前章でも、「かぜ（ウイルス）は治療法がないが、何もしなくても治る」とくり返し書きました。有効な爆弾はありませんが、体内にいる警察が十分に機能していずれ退治してくれるというわけです。

でも、ときに、「今回の体調不良は、かぜにしてはいつもと違うなぁ」ということもあります。体内の警察だけでは防ぎきれないほど凶悪なモンスターに対峙しなければいけない場

ささやき2　私のほかの本をご覧になってくださった方にはおなじみの概念かと存じます。医療の三本柱は**「診断」「治療」「維持」**。

ささやき3　街を破壊するのがモンスターではなく、「私たちと見た目があまり変わらない人間」のこともあります。人呼んで「がん」。後の章で触れます。

ささやき4　**常在菌**などのことです。

合があるのです。そのようなときには、外から強力な爆撃を食らわせないと倒せません。この爆弾こそが、「抗生物質」です。抗生物質は一部の細菌感染症に対して用いる特殊兵器です。使い所が肝心です。「特殊兵器を使うまでもないモンスター」を倒すには、警察の力を信じながら、街全体の安静を保ち、様子をみていけばよいのです。

「かぜとの戦い方」を例にとっても、医療とはやはり、集中して手を下すタイプの「治療」だけではなく、街の秩序を「維持」するような側面を多分に含んでいるように思います。

さて、街に起こる事件は、モンスター案件が全てでしょうか？ そんなことはありません。非常に重要で、かつ、ありふれている「事件」があります。それは何かというと、「交通渋滞」です。

3. 幹線道路の通行止め

急に事件のレベルが現実めいてきたな、と思われる方もいらっしゃるでしょう。でも交通渋滞というのは深刻です。もっと言えば、「幹線道路の通行止め」は、街（＝人体）に深刻なダメージを引き起こします。

例えば、人体という街の中には、街全体を統率する極めて重要な機関があります。脳です。脳は……そうですね、人体においては国会とか市役所にたとえてもいいのですが、一番

ささやき5 モンスターだけではなく、街ごと破壊してしまうこともあります。また、ウイルスに対してはそもそも効きません。

わかりやすいたとえは、「インターネットサーバー」かと思います。人体は本物の街よりもはるかに電脳都市（サイバーシティ）であり、脳という巨大なサーバーが全ての情報を司っています。すなわち、脳が落ちるだけで街全体の情報活動があっという間にパニックに陥り、結果として全ての活動が断たれてしまいます。この脳に向かう幹線道路が遮断されるというのは本当に一大事で、「脳梗塞」と言います。脳に酸素や栄養を供給する血管が詰まってしまい、脳へのエネルギー供給が断たれた状態で、ものの数分で脳は死んでしまい、それにともなって全身のあらゆる臓器も（順序に差はあれど）死を迎えます。

さらにイメージを膨らませましょう。人体という巨大な街を維持していくうえで、脳を含めたあらゆる部署に対する物流を妨げてはいけません。交通渋滞はおそろしく、道路が遮断などされた日には深刻なダメージが街を襲います。そして、先ほどから「交通渋滞」と書きましたが、人体内における物流は、道路と自動車で担われているわけではないですね。今から書くことはとても肝心なポイントで、ぜひ頭の中で思い浮かべていただきたいのですが、人体はヴェニスのように「水路」によって維持されています。それも、一方通行の、循環する水路です。

この水路こそが血管です。そして、血管の中に血液を循環させ続けるポンプこそが心臓です。もし、ポンプへのエネルギー供給が断たれてポンプが壊れてしまうと、全身の水流が止まって、同時多発的に物流が障害され、結果的に脳をはじめとする重要臓器が全て死んでしまいます。これが「心筋梗塞」です。

4．ライフライン維持の秘訣

水路の中にはさまざまな栄養や酸素が運ばれますし、全身をくまなく回るついでにゴミの回収も行っています。このゴミを定期的に集配して、まとめて体外に排出するのが腎臓です。[6] 運ばれている栄養をより使いやすいカタチにつくり替える二次産業のような仕事は主に肝臓で行います。肝臓は備蓄基地の役割も果たします。血流の中に全身を巡る命令書[7]をしのばせて、生産や消費をコントロールするのが甲状腺や副腎、膵臓ランゲルハンス島などの内分泌臓器です。

人体というのは巨大な街。

それを維持し続ける……「いつもの自分で居続ける」ためには、物流の循環、さらには水流がとても大事だということがおわかりですね。

そこまでイメージしていただいたところで、問います。健康を長く維持するための秘訣は何か？

これはもう、「水流をずっと回し続けること」に尽きるのです。

そのためには、水路が狭くなるような異常であるとか、水流が悪くなるような状態を、できるだけ避けるのがよいだろう、と考えられます。逆に、水流がうまく回らなくなるような状況には注意を払わなければいけません。

ささやき6　なお**気体ゴミ**（主に二酸化炭素）は腎臓ではなく肺で処理し、呼気として空気中に排泄しています。

ささやき7　じつは**ホルモン**のことです。

1. 水路が狭くなっていて、ポンプががんばって圧をかけなければ全身の物流がうまく回らない状況は、いかにもまずそうです

2. 水路を狭くする原因は一部のゴミにあります。ただ、ゴミといっても元は「よかれと思って、体内にとりこまれたもの」です。レストランの裏で捨てられる多量の食べ残しは、レストランが料理をつくる量と、客が食べる量を慎重に見極めていれば減らすことができます

3. 水路を流れる血流がねばついているのもまずいだろうなと気づきます

以上は何のたとえかというと……。そう、「1. 高血圧」[8]「2. 脂質異常症」[9]「3. 高血糖」[10]に当たります。

5. 小まめなメンテナンス

長い長い例え話の末に、私はある結論にたどり着きます。

人間という街をきちんと維持管理していくために、水流の維持は必要不可欠だ。水流が悪くなるような異常を見つけたら、対処しよう。

ささやき8　ポンプががんばる力と、水流の狭さの両方によって血圧は規定されます。

ささやき9　コレステロールとか中性脂肪の値が高くなること、と考えていればよいでしょう。くり返しになりますが、これらが「ゴミ」なのか、「人々を生かす生活必需品」と考えるかは、あくまでバランスによって決まります。

ささやき10　これが持続すると、いわゆる**糖尿病**と呼ばれます。

さらに強調させていただきたいことを追加します。

かぜは、「いつもと同じだな」と思ったら、別に病院にかからなくてもいいと思います。けれども、「今後、水流が悪くなりそうな異常」は、早い段階で維持管理しておいたほうが……つまり、早めに病院にかかったほうが、無難です。

前章（かぜの章）では、「患者が気づきもしない異常は医者も気づけない」と書きました。しかしそれはあくまで、ウイルスや細菌というモンスターが街を訪れたときの話です。人体の物流を司る水路は、長い年月をかけて少しずつ狭くなり、劣化していきます。この劣化はどんなに鋭敏な患者であってもまず気づけませんが、医者は血液検査によってすぐに気づくことができます。

人体の物流に関する血液検査の異常は、患者が気づかないうちに医者が気づける。

ではこの異常、患者はいつ気づくことができるのでしょう？　それは、実際にその水路が詰まったときです。すなわち、脳梗塞や心筋梗塞が発症したときです。

いつもと変わらぬかぜは様子をみても大丈夫。

けれども、血管は詰まってからでは遅いのです。
もっと早い段階から、「予防」をしたい。

高血圧、脂質異常症、高血糖、さらには肥満……。一般に「メタボリックな異常」と称されるこれらの異常は、物流障害を起こす可能性があり、かつ、初期から中期にかけては水流にあまり変化を及ぼさない、「隠れた異常」です。このため、ほとんどの場合、患者自身は無症状でまったく日常生活に不便を感じていません。人間ドックや健康診断などで突然「無味乾燥な数字の異常として」指摘されて、びっくりするわけです。

そのような血圧やコレステロール、中性脂肪、血糖などの異常を「無視する」というのは、街の水路が少し汚くなってきたけどまぁまだ臭いもしてないからいいか、と言ってゴミを放置するのと同じことです。レストランの裏に食べ残しがだいぶ捨てられるようになってるけど、私たちは別に元気に暮らしているからいいか、と目をつぶるようなことに相当します。

チンピラは警察にまかせればいいんですが。

街の汚れはこまめに対処したほうがよいのではないかと思います。

「でもさぁ、ちょっと血圧高いくらいで、いちいち病院行ってられないよ。だって、まだ元気なんだもん。具合悪くなってから病院行くよ。そのほうが、**安いしラク**じゃないか」

ラクかどうかでいえば確かに、「病院に行かない」のがラクでしょうね。未来を考えなければ。けれども安いかどうかは別ですよ。いったん詰まってしまった水路を修復するには非常に高額なお金が必要となります。こまめに水路の清掃をしたほうが、活気ある街並みを長く低コストで維持できる[11]、と私は考えます。

ささやき11 例え話ばかりの章ですが、人体をお得に維持しようと思ったら、本当に「街のメンテナンスのしかた」は参考になるのです。

6．長い目でみたときの「安くてラク」な道を選ぶ（コストパフォーマンス）

私は、高血圧や脂質異常症、高血糖などの「メタボリックな異常」については、まだ被害が少ないうちに病院にかかって専門家に相談したほうが、長い目でみたときにコストが一番かからない、と感じています。

じつは私は、生まれてこの方、少しだけコレステロールの値が高いです。これは「体質」でもあり、「生活習慣」にも関連していて、原因は一つではありません。複数の原因が絡んだ結果、私という一つの街は、ちょっとだけ、「水路が狭くなるリスクが高い」のです。

私はこの原稿執筆時点で40歳です。世の中には、40歳で血液検査がこの程度なら、別に病院にかからなくてもよいんじゃないか？ と言う人が多いです（その程度の異常値です）。けれども、昨年、はじめて内科を受診して相談をし、まずは食事の見直しを行い、運動をするように心がけながら、半年後の血液検査の結果を確認しようというアドバイスを受けています。

私はこのように、「本人としてはまったく異常に気づいていない段階」でありながら、脂質異常症（疑い）について早々に病院を受診しました。ちょっとくらいのかぜならまず病院にかからず治してしまうこの私が、です。少々おこがましい言い方になってしまい恐縮ですけれども、私の医師としての知識や経験が、

「かぜと脂質異常症では病院の利用方法がまったく違う」

ということをはっきりと私に教えてくれています。だからこそ「今後、水流が悪くなりそう

な異常」については早めに病院を頼ろうという気になるのです。

なお、今回の受診によって、私は「いざとなったらいろいろ相談ができる内科の医者」と知り合うことができました。脂質異常症（疑い）に限らず、高血圧や高血糖、あるいは肥満などは、「瞬間的な治療でどうにかすべき病気」ではなく、「長いあいだ、維持管理を続けていくべき異常」です。そのため、相談した医者との付き合いが自然と長くなります。つまり、私は、軽度の脂質異常を無視せずに病院にかかったことで、今後長きにわたって、脂質異常にとどまらないさまざまな体調不良を相談できる窓口を手に入れたことになるのです。

つまりは**「かかりつけ医」ができた**のです。やったあ。

人間の理想は「無病息災」です。これに対して、「一病息災」という言葉があります。まったくどこも具合が悪くないというのはもちろん理想のかたちなのですが、高齢化の著しい現代においては、「一病」をきっかけとして体のあちこちをメンテナンスするのは一つのよい方法だと思います。実際、「体調は別に悪くないけど血液検査の結果が一つだけちょっと悪かった（一病）」私は、病院にかかるついでに体のあちこちの不調についてかかりつけ医に相談することができます。今後は、日常のちょっとした不調をかかりつけ医と話し合うことで、ほかの病気にいち早く気づき、お得に対処することができる（＝息災でいられる）かもしれないわけです。

どうでしょう、長い目でみたときに、これは「安くてラク」な道だとは思いませんか？

さてと。以上で本章をおしまいにしてもよかったのですが、本稿に関連して、最近紙面やインターネットを賑わせているある話題についても触れておきます。

＊　＊　＊

本書を読まれている多くの方は、多少なりとも健康に気を遣われているんじゃないかなと思います。「えっ、まったく気にしてないよ」という人も、夜中にラーメンを前にして「太るかな」と呟いてみたり、健康診断でコレステロールの値を見て「善玉コレステロールが高いから大丈夫！」と安心してみたり、塩分控えめと書かれた調味料を買ってみたりしたことがあるのではないでしょうか。これらは全て、巡り巡って「水路をきれいに保とう」という健康意識と関連します。[12]

大事なのはまんべんなく、バランスよく栄養をとること。そして適度な運動。皆さんも聞き飽きたでしょう？　ただ結局それが一番「街を保つ」うえでは重要なんですよね。

一方で、世の中には、「日常ですぐ取り組めるお得な健康情報」や「健康のための商品」が、本当に無数に存在します。では、その情報のどれが「効果的」なのでしょう。

次々更新される情報に踊らされずに、本当に得な情報だけを手に入れる方法というのはあるのでしょうか？

この話を考えるうえでは、広大な街をきれいに維持し続けるために必要なことはなんだろ

ささやき12　単に美容のつもりで取り組んでいてもいいんです。結果的に健康を気にしたことになるならお得ですからね。

うか、と考え始めると、少しずつわかってきます。

例えば、「納豆を食べると健康にいい」とか。

「バナナが寿命を延ばす」とか。

「○○製薬の○○錠で元気になる」とか。

このような、「単一の食品によって体をよくする試み」は、基本的に、全部「おおげさ」です。うそとは言いませんが、おおげさ。

たとえますと、ですね……。

大きな街の中に張り巡らされた水路の中に、少量の塩素を流すわけです。水道水に混じっている程度の塩素。消毒用です。昔、学校のプールの底に塩素タブレットが沈んでいたなぁ、と思い出しました。

これで水を綺麗に保つことができるよ、と、塩素タブレットの説明書には書いてあるわけです。メカニズムとしては消毒ができる、と。

でもですね。塩素タブレット一つで、水のトラブル全てを解決できるわけはないですね。

水路を通過する船自体が大きくて衝突してしまうことがあります（消毒は関係ないですね）。塩素消毒が効かない微生物が繁殖することもあります（「プール熱」と呼ばれる流行性の病気をご存じですか?）。水路の壁が錆びちゃうときもあるでしょう（消毒は関係ないですね）。水路のどこかにまるで沼のように「水のよどみ」がある場合、そこには塩素タブレットの効果が及ばなくなってしまう、なんてこともあります（消毒が行き届かないこともあるんですね）。

いやいや、それはそうだけどさ、微力であってもさ、できる範囲で消毒すればいいじゃない。気持ちの問題だよ。効果があればいいじゃない。というご意見。よ～くわかります。

ただ覚えておきたいことがあります。

そもそも「水流をなんのために維持するのか」を考えましょう。街の美観を保つというのは副次的なものであり、一番大事なのは、「脳や心臓という極めて重要な部署に対する交通傷害を予防すること」です。ここをはき違えてはいけません。

「ちょっとでも役に立てばいい」という気持ちは美しいですが、交通傷害が予防できないのならば、少なくとも「高いお金をかける意味はない」です。[13]

そもそも「街」というのは「複雑系」です。無数のファクターが絡まり合った末に、奇跡のようなバランスで安定した新陳代謝がなされている。このバランスに関与する物質・因子というのは、体外から取り入れるもの、体内でつくられるもの合わせて、数千、数万、いや、そんなオーダーでは測りきれません。

ささやき13　別に納豆とかバナナくらい好きに食べればいいんです。でも健康食品みたいなものを高いお金を出して買うことにはあまり意義を感じません。本人が喜べばそれでいい、という理論ですり替えられることもありますが、世の中にこれほどおいしいものがあふれている中、なぜあえて効きもしないEM菌とか丸山ワクチンに期待をかけなければいけないのか、誰か周りがそれを「北海道産のウニ」とか「北陸産のカニ」とかにすり替えておけば、どれだけ幸せだったろうに、と思わずにはいられないのです。

ここに単一の物質を放り込んで「全てが健康になります」なんて、そんなこと、ありえないのです。体外から摂取する「健康によいもの」とされる食品の効果は、１００％、限定的です。

万能薬は絶対にありません。[14]

科学的な話を一つしますと、人体は巨大な「緩衝液」にたとえられます。緩衝液というのはうまく調合された試薬で、多少の酸とかアルカリのような化学物質を加えてもpHがあまり変わらないようにできています。化学の授業で用いる緩衝液はあくまで酸やアルカリの影響を最低限におさえるものでしかないですが、人体ははるかに巧妙な「緩衝液」で、酸とかアルカリだけでなく、あらゆる体外刺激に対する影響を少なくするような仕組みに満ちあふれています（それだけで数冊の教科書が書けます）。人体はいつ何時、外界の変なものを取り入れるかわかりませんが、いちいち外界からの刺激物に過剰な反応をしていては生命活動が維持できませんので、外から入ってきたものの影響をなるべく少なくするように、とても複雑な仕組みによって「緩衝」を施すのです。

つまり……たかだか数種類の「健康食品」を体外から取り入れたところで、その食品が体内で及ぼす効果は極めて限られています。

そこで人間は工夫をしました。普通に自然界に存在するものをそのまま取り入れても、あまり人体をよくしてくれないことがわかった[15]ので、自然界に存在するものの濃度をあげた

ささやき14　医者が実名で書く本の中に「絶対」が出てくるというのは異例ですよ。

ささやき15　悲しいことにキノコとかフグの毒みたいな「体に悪いもの」は結構効果を及ぼすのです。秩序を「破壊」するのは簡単。けれど秩序を「維持」するのは難しい。これは人体にも、街にも言えることです。

り、純度を高めたりして、精製することにしました。よく聞くでしょう、「○○キノコから抽出したエキスを精製！」とか、「○○ハチの巣から取り出した有効成分を濃縮！」みたいに。

これだと場合によっては効果があったんです。やったね。けれどですね、濃度を上げると得られる効果は、薬効だけではなく、毒性を持っていたのです。当たり前です。もともと自然界に存在していたバランスを崩して、純度を高めて投与しているんですからね。

生命の維持というのは、

数万個くらい足のある「やじろべえ」が、針のうえでバランスを保っている状態

です。このやじろべえがバランスを崩してぐらぐらになっている状態が病気です。このとき、数万個の足の中から「これがバランスを崩している原因だ！」と、「病気に関わる足」を見つけることは非常に難しいです。そもそも1本だけが関与しているわけではないかもしれない。西北の2000本と、南南東の450本が少し短くなったり長くなったりしているのかも。

そこにね、納豆というおもり一パックとか、バナナというおもり一房を投げつけても、バランスはまぁ、よくならないですね。というかほとんど効果を持ちません。緩衝されてしまうのです。残るのは、「あ〜、おいしかった」という満足くらい。[16]

だから人間はそこに、高濃度に固めた薬効成分を投げつけるわけです！　さあ、どうなる

ささやき16　健康によいとされている食品のうち、スーパーで手に入るものを順番に、毎日取り替えながら食べていくのはアリかもしれません。一つひとつの効果は薄いですけれど、毎日違った味で楽しめて、複数の栄養を日替わりでとることができて。

でしょうか。

「ほどよくバランスをいじれる程度の薬を投げつける」というのは難しいです。名人芸ですね。だって足が無数にあるやじろべえですよ。ちょっとでも投げつけた量が少なければびくともしません（薬効が薄すぎる）。ちょっとでも多ければやじろべえごとひっくり返るかもしれません（毒性が上回る）。

そんな奇跡の治療バランスを、「一投」で成功させることは可能だと思いますか？　無理です。何投も何投も、量を変え、投げ方を変え、少しずつバランスをみながら、やじろべえがひっくり返らないように、バランスだけがもとに戻るように、正しい投法・投量を探して検討しなければいけません。


この検討は「統計学」によってもたらされます。


現在、人体を襲う無数の体調不良に対して「やじろべえのバランスを取り戻すための薬の投げつけ方」が、世界各国で行われています。これはまさに現在進行形という言葉がふさわしいです。すでに人類は、医療の長い歴史と経験をかけて、「まぁ、この辺なら間違いはないかな」という、程よい薬の投げつけ方を見つけ出していますが、この調整には終わりがないのです。常に新しい薬が出てきて、それをまた無数の統計処理にかける。血圧はこれくらいに落とせばいい。コレステロールはこれくらいに保とう。中性脂肪はこれくらいの値がちょうどいいだろう。血糖はこの程度だ……。

これらの結果を日々更新し続けながら、今の時点で最高の「薬の投げつけ方」をきちんと学び続ける人にしか、私は自分の体をあずけたくはありません。

それが誰かというと、「かかりつけ医になってもらった、内科医」です。

かぜのように、「放っておけば治る」病気については、病院に行くタイミングは自分で判断してしまいますが……。

やじろべえのミラクルバランスをいじるのはさっさとプロにまかせてしまいます。

以上が、私の考える、**一病息災理論**（血圧やコレステロール、血糖で病院にかかるときの話）です。

ヤムリエノート・3

私自身の経験ではないのですが、一本コラムをお読みください。

ある病気になった方が、嘆いていました。その方自身は、診断や治療はプロの医療者たちを信頼してまかせています。病院スタッフと一緒に、これからの人生をどう維持していくかをきちんと考えています。そこに、家族や親戚、さらには知人程度の人から次々と、

・健康食品
・テレビで体にいいと言われていた食材

が送られてくるのだそうです。頭にきたと言っていました。そんなの効くわけないじゃないか、と。私は病院との二人三脚で、科学的に病と闘おうとしているのに、なぜそんな「信仰」みたいなものを送りつけてくるのだと。たいそうご立腹でした。

私はその方に同情しました。そして、もし自分が同じ立場にいたら、どういう気持ちになるかなぁ、と考えたのです。

私は複雑系の理論や西洋医学の知識、東洋医学の論法などをひと通り修めていますので、巷にひろがる健康食品が全て無意味であること、一種類の食材に自分の人生をかけることがムダであること、代替治療と呼ばれるエビデンス[17]のない手技がうそっぱちであること、などを十分にわかっています。

そのため、私自身はこれらの健康商品を今後買い求めたり、代替治療に頼ったりすることはないと思います。しかし、これらの商品が、例えば、家族や近しい人々など、「あまり面と向かって、いやだといえないような関係の人」から送られてきたらどうしようかな、と考えました。

頭の中で、水路が張り巡らされた巨大な都市を思い浮かべます。

私の都市は、今(妄想の中で)、未曾有の大災害に襲われています。水路という

ささやき17 統計学的手法によって、きちんと裏付けされた証拠のことです。**エビデンス**エビデンスとうるさくてごめんなさいね。

水路が狭くなっています。あちこちで破壊行為が起こっています。爆炎があがり、建物が崩れ、人々が逃げ惑っています。警察や軍隊が一丸となって、暴徒の鎮圧に動いているようですが、その間にも水はよどみ、あちこちで悲鳴があがっています……。

妄想の中の都市は、大病に見舞われています。

そんなとき、通りがかった人のよさそうな少女や老婆の手から、私に向けて「一輪の花」が手渡されます。

このお花を飾れば気分がよくなるよ。

笑顔になれるよ。

街もきっと元通りになるよ、と。

私はこのような少女や老婆の手を振り払って、「バカをいうな！」と叫べるでしょうか。たぶん無理でしょうし、街にはなんの影響がないとしても、それはちょっとだけうれしいのではないかと思います。

気づくと周りには、少女や老婆以外にも、複数の人がいて、右往左往している私にこう話しかけてきます。

「水を全部抜いてしまえ」と宣言する人がいます。さすがにこれはひどいなぁと思いましたが、これを言った人は日頃とても仲良くしていた友人でした。

「このようなときには水の中にある菌を混ぜればいい」と言った人はあまり知らない人です。それを混ぜたらあの燃えさかる家がどうにかなるのだろうか、と私は鼻で笑ってしまいます。そして、すぐに自己嫌悪に陥ります。きっと純粋な善意で言っていることなんだろうけれどなぁ。ムカっとしてしまうなぁ。

私が将来、このようなシチュエーションに遭遇しないとは限りません。むしろ高確率に遭遇する気がします。そのとき、少女からもらったお花を、街にとって意味はないけれど気持ちが楽しくなるからといって、受け取るだけの度量と余裕が、私にはあるでしょうか。

かつての友人の善意をそれとなくかわすことはできるでしょうか。

見知らぬ人の「未必の悪意」を防ぐことはできるでしょうか。

「体に効きはしないとわかっているけれど、納豆やバナナくらいならときどき食うからね。おいしければそれでいいんだし。ありがとうね。いろいろ試してみるよ」

「健康食品の類いはごめんなさい、使う気になれません」

「人が必死で病と闘っているときに、効果もわからないものを使えと押しつけてくるなんて！　なんてひどい人なんだ！」

さて、これらのセリフのどこまでを実際に発することになるのだろうかと、想像力を働かせた私は、業火に燃える水路の街にたたずんだ気持ちになって、考え込んでしまうのです。

ヤムリエの作法

・人体は巨大な街、ライフラインの維持が何よりも大事
・ライフラインが詰まるのは、かなりまずい状態
・詰まる前にメンテナンス。これが「鍵」
・メンテナンスの際も「安くてラク」な道を選びましょう
・「無病息災」が理想だが、「一病」知って「息災」がおすすめ
・最後に「やじろべえ理論」を忘れずに

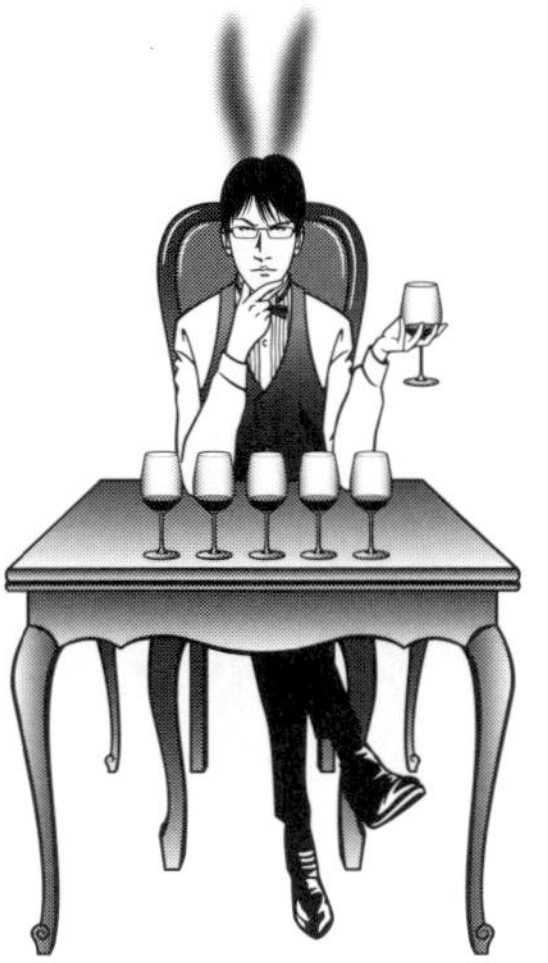

7. 名医・名患者の条件
咳、アレルギー、皮膚病、睡眠の悩みなど、さまざまな内科的疾患で病院にかかるときの話

一見、雑多な疾患がタイトルに上がっているな……と思った方もいらっしゃるでしょう。じつはこれらにはある共通点があります。そして、現時点でその共通点を指摘できる「非医療者」はほとんどいないと思われます。

なぜかというと、これらの疾患に共通する点というのは、医学知識がなければピンと来ないものだからです。

なんだかおわかりになりますか?

それはですね。

「初回の受診時では診断がびしっと決まらない傾向にあり、長く病院と付き合わなければいけないことがある病気」です。

ヤムリエのささやき

この本で何度か見てきたフレーズにも見えます。しかし、じつは初めて登場するタイプの疾患です。

まず、5章で見てきた「かぜ」は、「いつもと違う違和感さえなければ、病院に来なくてもよく、自然に治癒するまで安静にしていればよい」というタイプの病気です。

次に、6章で見てきた「高血圧、脂質異常症、高血糖」は、「血液検査ですぐにおかしいと気づける。その後病院と長く付き合うことでメリットがある」というタイプの病気です。

これに対して本章で見る「咳、アレルギー、皮膚病、睡眠の悩み」は、

「すぐに何が原因かわかりづらい」
「何度か病院にかかることで、次第にその正体がわかる」
「すぐに命に関わることは少ないが、かといって放っておけば治るとは限らない」

です。なんだか少しずつ違いますよね。

私も医学部に入って勉強する前までは、全ての病気を同じイメージで眺めていました。

病気というのは「痛みとか苦しみがあって」「治療があれば治る、治療がなければ治らない」ものだというイメージ。さらには、「名医というのは病気を些細なヒントからズバリと言い当てる医者で、ヤブ医者というのは病気の正体になかなか気づけない医者」みたいなイメージも持っていました。

けれど、病気や医療のことを学ぶにつれて、このいずれもが正しくないということに気づ

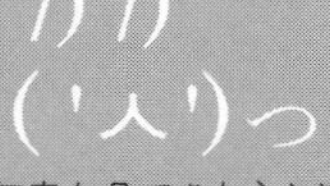
何度か見てきたうさぎ

き始めます。

例えば、「痛みや苦しみがないけれど、将来水流に影響を与えるような病気」[1]というのがあります。

「治療法はないけれど、治る病気というのがある」[2]と知ったときは衝撃的でした。

そして、「名医というのは病気を些細なヒントからズバリと言い当てる医者で、ヤブ医者というのは病気の正体になかなか気づけない医者」というのも、また、正しくはなかったのです。

私が生涯に読んだ本の数はわかりません。また、医者になってから読んだ本の数もはっきりとは申し上げられません。ただ、「今の勤め先にやってきてから約11年のあいだに読んだ医学の教科書の数」ですと、だいたいわかります。医療関係の本は基本的に家には持って帰らず、職場のあちこちの本棚にしまってありますからね。数えてみますと、医学雑誌を除くと、だいたい、２００冊くらいありました。１年に20冊は読んでいないということになります。普通の医者の平均よりは少し多いですが、病理診断医としてはだいたい普通の量でしょう。

その２００冊の中で、最も私に大きな影響を与えた教科書[3]が、『私は咳をこう診てきた』（南山堂）です。この本は、なんと一冊まるごと「咳の診療」について書かれたマニアックな本なのですが、ある達人医師が「咳を診療するというのは、こういうことだ」という信念と理論を、非常に丹念に綴られた名著です。全てを引用したいところですがもちろんそんなことはできませんし、医学の専門書ですので一般の皆さまにとってはかなり難しい本であることも事実です。しかし、ここで、この本のエッセンスとして私が学んだことを、少し時間を

ささやき1　高血圧や脂質異常症、高血糖などは、これでしたね。

ささやき2　かぜ症候群がまさにこれですよね。

ささやき3　影響を受けすぎた私は、今までに各所に書いた著作物のほぼ全てにおいて、この本を引用するという、ある意味ベクトルのおかしな離れ業を達成しています。

かけて記させていただこうかと思います。

まず、一部の病気は、医者と患者がはじめて出会った状態では、正体を見抜けません。

これは5章で私が「かぜ」の説明をした際にも述べたことです。ただ、ここではもう少しその正体を詳しく説明しようと思います。

ある一部の病気は、「慎重に投与した最初の薬に対する反応をみないと、診断がくだせない」。

そのような病気では、最初の診察日には、最初の薬を投与した結果が確認できない。だから診断がつくのは「2回目の受診」以降ということになる。

一部の咳、一部のアレルギー、一部の皮膚病、一部の睡眠異常は、まさにこのパターンにあてはまるのです。

例えば、私が咳に苦しんだとします。夜中に咳が出て、眠れない。朝になると割りとおさまるのだが、寝不足のため日中はもうろうとしている。

私はだんだん具合が悪くなってきます。咳もつらいですが、それで眠れないのがしんどい。さぁ、私は病院に行くべきか、それとも自宅で様子をみるべきか？

咳はあるけれど、鼻水は出ないし、喉《ノド》の痛みもあまりない。

普通のかぜとは違う気がする……。

5章で触れた原則に従えば、「いつものかぜじゃない」と思った時点で、病院にかかればよいのです。ただ、私も大人です。多少の咳ならがまんできなくもない。仕事を休むのもしんどい。ですから最初は様子をみます。

でもよくならない。一週間経っても、二週間経っても。これはかぜとしてはおかしいですね。うーむ。やはり病院に行かないとだめだなぁ。

ようやく決意して、呼吸器内科を訪れます。咳がつらくて眠れないのですから、呼吸に関わる内科を訪れるのがよいだろう、と考えました。もちろん、病気の原因が「呼吸器」にあるかどうか、本当のところはわかりません。けれども、呼吸器内科で「咳がひどいんです」ということは妥当なはずです。もしこの咳が病変の本質じゃなく、例えば、食道とか心臓に原因[4]があったとしても、きっと咳を見続けている呼吸器内科の医師なら、本当の原因がどこにあるかを真剣に考えてくれるでしょう。

呼吸器内科の医師は、私に丹念に聞き取りを行います。

まずは私がしゃべりたいことを自由にしゃべらせてもらえます。

私　「夜中に咳が出てつらいんです。眠れなくなることがあり、翌日の仕事に支障を来しています」

すると、話を聞いていた医者は、いろいろな質問をします。

ささやき4　咳の原因が食道や心臓にあることはあります。だからといって、最初から食道を心配して消化器内科にかかったり、心臓を心配して循環器内科にかかる理由はないのです。だって、自分としては、「咳が出ている」以外のことはよくわからないのですからね。それでいいのです。

医者「その咳が出始めたのは、いつからですか？」

医者「どのようなタイプの咳でしょうか。こんこんと乾いた咳ですか、それとも、痰がからむような咳ですか。はたまた、ゴォーゴォーと遠吠えのような音がしますか？」

医者「きっかけとして思い当たることはありますか。例えば、引っ越しをしたとか、花粉症があるとか？」

医者「咳はどれくらい続きますか。どうすると咳がよくなる、また悪くなるなどのきっかけがあれば教えてください」

医者「そのような咳は今回はじめてですか。以前にも経験がありますか？」

医者「咳のほかに症状は出ていませんか。動悸がするとか？」

医者は、喉《ノド》をみます。

聴診器を当てて、心臓の音も、肺の音も、さっさっとチェックしていきます。

両手の脈をとられました。目や首などもチェックしています。

スパイロメーターという呼吸を調べる機械を使われました。大きく息を吸って吸って吸って……思いっきり最後まで吐き出します。ふううぅーーーっ。

……そして、私に教えてくれます。

医者「咳喘息（せきぜんそく）の可能性が高いですね」

私は驚いてしまうのです。

えっ……。びしっと診断が出るんじゃないの？

「可能性が高い」までしかいえないの……？

あれだけ丹念に診察をしていたのに[5]……「疑い」までしか言えないんだろうか。

すると、優しそうな呼吸器内科医は答えます。私が医者だと知っているために、専門用語を駆使して、少しじっくりと説明してくれました。

医者「ご説明しましょう。咳の診断というのは、今この診察室で、あなたがまさにこの瞬間に咳をしていたとしても、難しいです。さまざまな原因が有り得ますし、原因が異なっていても似たような咳になることがあるからです。

では診断はまったく無理かというと、そうではない。私はあなたのお話をうかがった段階で、頭の中で、診断をいくつか思い浮かべ、それぞれにざっくりとしたパーセントをあてはめているのです。例えば、

咳喘息：40％
後鼻漏：20％
肺　炎：10％
心疾患：10％未満

〃

ささやき5　もしこの医者がもっとベテランで、目にも留まらぬスピードで診察を済ませていたならば、私はもっと不信感をつのらせたかもしれません。「もっとちゃんと診てくれればわかったんじゃないのかな？」というように。でも、そういうものでもないのです。

〃　〃

のようにね。

これらの確率は、話を聞いて順位づけをしており、ある程度の妥当性がありますが、確定はできません。咳の診断というのは初診時では極めて難しいのです。

そこで、各種の検査を行います。検査で得られたデータを用いると、それぞれのパーセントを動かすことができます。

〃　〃　〃

咳喘息：40％ → 60％
後鼻漏：20％ → 10％
肺　炎：10％未満 → 5％未満
心疾患：10％未満 → 5％未満

といった感じです。

内科的な検査というのは、原則的に、陽性だったら即座にある病気Aだと確定できるような「1かゼロか」という結果は提供しません。いつでも、私が最初に設定した確率を動かしてくれるだけなのです。

私が最初に話を伺った時点で40%と見積もっていた咳喘息の確率[6]は、各種の検査によって、60%くらいまで上昇しました。[7]逆に、咳喘息以外の病気である確率は、検査によってそれぞれ減少しましたね。

さまざまな検査をすることで、その検査の結果がもたらす「尤度比（ゆうどひ）」[8]を算定し、検査前に見積もっていた確率を修正していきます。これが「咳の診断学」であり、一般にベイズ推計と呼ばれる方式の診断手法です」

私はなんだか煙に巻かれたような気持ちになりますが、しかし、興味を惹かれます。

私「先生、それでは、私の病気の診断名というのはいつ決まるんですか？」

呼吸器内科医は、少し微笑みながらそれに答えます。

医者「初回の診察と検査でわかることはここまでですが、この後、あなたの診断確率を大きく動かしうるような医学的処置をします。それはなにかといいますと……。

咳喘息に対する薬を出して、それが効いたならば、咳喘息と診断する

ということです」

ささやき6　**検査前確率**、と言います。

ささやき7　**検査後確率**、と言います。

ささやき8　「もっともらしさの度合いを表す比」という意味ですがわからなくてもいいです。検査の感度・特異度という値から導き出されます。

私はそのしたたかな響きに驚きます。

私「えっ、では、私はまず、診断が確定していないけれども〝お試し〟で咳喘息の治療をされるんですか？」

呼吸器内科医は、わかっているよ、という目で語ります。

医者「そうです。なかなかこの説明を一般の人にそのままお話しすることは難しいんですけれどね。咳喘息の確率が60％という段階で咳喘息の治療をすることは少し見切り発車的ですが、じつは、この治療はあなたに大きなデメリットをもたらしません。そして、もしこの薬が効けば、それは診断と治療を同時にすすめたような効果をもたらします。

で、ここからが大切なところです、市原さん。

この薬を使って、一週間様子をみます。一週間でまったくよくならなければ、必ずもう一度私のところにきてください。また、一週間で劇的によくなったとしても、私のところに連絡してください」

私「えっ。もう一度来ないといけないんですか。治っていてもですか」

呼吸器内科医は頷きます。

医者「そうです。咳というのは、外から病気の本態をみることができない病気です。まさに『内科』と呼ぶのがふさわしい。内部にひそむ異常です。こいつはなかなかボロを出さない。今、いくつかの手がかりから、私は咳喘息という犯人がアヤシイな、というあたりをつけました。そして、犯人であれば絶対に反応するであろう罠を張ったのです。私はその罠に犯人がかかるかどうかを見極めます。この罠にかからないのならば、犯人は咳喘息ではない、ということがわかる。逆に、罠にかかったならば、犯人はそのまま打ち倒すことができます」

私はだんだん理解します。

そうか……咳というのは、一度の診察でビシッと診断して、一度の投薬できれいさっぱり治るような類いの、「標的がわかりやすい病気」じゃないんだな。

慎重に、搦め手から包囲をして、じっくり追い詰めるような治療が必要なんだ。

同様の、「回数を重ねながら犯人を追い詰めるタイプの診療」が必要な病気が、本章のタイトルにあります。

咳。アレルギー。皮膚病。そして、睡眠障害。

ほかに、子宮内膜症や月経不順のような婦人科の疾患もじっくりと主治医と方策を固める必要がある病気です。少しまれな疾患になりますが、ホルモンの異常であるとか、膠原病、炎症性腸疾患なども同様です。ほかにもさまざまな病気が、「じっくりと犯人を追い詰めなければ診断できない」とされています。

これらの病気と戦う際に、私たちが覚えておかなければいけないこと。

それは、**「初回の治療が効かないからといって、主治医をただちにヤブ医者扱いしてはいけない」**[9]ということだと思います。

全ての病気が初回の診察でシッポを出すわけではない、というのは、先ほどの呼吸器内科医の言葉にもありました。これはベイズ推計方式の診断を行わなければいけない分野では、もはや「常識」です。たいていの内科疾患において、医師は「おそらくこの病気であろう」という確率が十分に高まった段階で治療に踏み切ります。100%この疾患だろうと確定する前に、十分なメリットが得られるであろう治療を開始し、治療開始後に診断が少しずつ確定に近づくにつれて、より強い治療・適切な治療に切り替えていく、というプロセスを踏みます。

これに対し、ケガであるとか、閉塞機転が目に見える病気であるとか、明らかな塊をつくるがんのような病気の場合は、少なくとも病気がそこにあることは初回にわかってしまいます。ケガはいわずもがなですが、画像診断で明らかに「心臓の血管が詰まっている!」とわかれば心筋梗塞だと確定診断できますし、塊が見えれば少なくとも病気の本体がどこにある

ささやき9　いきなりヤブ医者扱いの話か、と苦笑された方もいらっしゃるかもしれませんが、病気のときに一度医者に不信感をもってしまうと、いろいろと精神的につらくなりますよね。「この医者、本当に大丈夫なのかな?」という疑問を持つ前に、じつはこんな事情があるのだ、と知っておいていただきたいのです。

かという「場所の診断」は確定できます。また、血液検査の異常な値がそのまま疾患名になるような病気も、初回の診察で評価がしやすい部類に入ります。

ですから、科によっては、「初回の診察でぴたりと当てる医者」というのはいます。でもそれが医療の全てではない、ということです。

【患者ピタオさん】

「私のお友達は具合が悪くて病院に行ったらすぐに心筋梗塞だと診断されて、その場で治療までしてもらえたんですよ。ほんとに、名医に当たってうらやましいなぁ」

本当にですね、よかったですねぇ。

【患者ベイズさん】

「でも私はだめなんですよ。こないだ、湿疹が出て皮膚科にいったんですけれどね、なんだかよくわからないけれどとりあえずこの薬を塗っておけって……お友達みたいにぴたっと診断していただけたらよかったのに」

あっ、お気持ちは大変よくわかるんですが、それは仕方がないんですよ。皮膚病というのは往々にしてそういう「診断に時間がかかる病気」であり、「治療の反応性をみることで診断の確度が高くなる病気」なのですから。

付け加えますと、ケガにしても、心筋梗塞にしても、がんにしても、ほとんどの病気において、初回の診察時に「病気の全貌」を把握することは難しいです。ですから、いかに名医であっても、「たった一度の診療で、診断から治療まで終えてしまう」ということはまずできません。[10] **「放っておけば数日で治るような病気」以外のあらゆる病気は、複数回病院にかかることが望ましいのです。しっかり診断を確定させたいし、経過もみたいし、治療の効果だって判定したい。**

このことを知らないと、なんだか病院にムダにお金を取られているような気持ちになってしまいますね。複数受診させて余計にお金をとろうとしてるんじゃないかな、なんてね……。

というわけで、医者は「初回の治療が効かなければ、病名がAではなくBである可能性が上がるな」とか、「最初の治療が効かないとわかれば、次はこちらの治療が効く可能性が高いぞ」のように、最初から二の矢、三の矢を準備しています。ところが、患者が「最初の薬が効かなかったからあいつのところにいくのはもうやめておこう」と考えてしまうと、医者の次の手が発揮されないまま診療関係が終わってしまいます。このことは患者にとっての不利益です。[11] なぜかというと、「最初の治療が効かなかったという重要な情報を医者に渡し損ねた」ことになるからです。

医療におけるほぼ全てのことは、「絶対」とか「100%」という言葉では言い表せず、必ず例外が存在します。バリエーションがあるわけです。個体差と言ってもいいでしょう。相性の問題ということもできます。そういうことを織り込み済みで治療を施すのが医療です。

ささやき10 軽症のかぜとか軽い虫歯、軽い切り傷、あるいはワクチンの注射のように、私たちが小さい頃から病院にかかったときの記憶はたいてい「一度しか病院に行かない」ものばかりなので、病院は一度で終わるもの、みたいなイメージがあるのですが、じつは「病院通いが一度で終わることのほうが珍しいのだ」くらいの気分でいたほうが健康的な気持ちになれます。

ささやき11 病院にとっても不利益じゃないか、と思われるかもしれませんが、どの道たいていの病院はいつも予約でいっぱいで、患者が一人離れていったからといって、それで売上げが下がるなと気にしている医者はまれだと思います。皆さんが考えているほど医者は金儲けを考えていません（原則的に）。

診断が一度では決まらないことがある、いつも同じ薬が効くとは限らないと身にしみている医者ほど、

「もしこの治療が効かなければ、もう一度受診してください」

というセリフを言います。これは本当に戦略的なセリフなのですよ。

＊　＊　＊

以上の文章を書いていて、正直に思ったことがあります。

……いや～、患者はそうは捉えないだろうなぁ。

きちんと説明がなされていない場合には、「効かなかったらもう一度おいで」と言われても、医者に対する不信感がつのることだってあるだろうなぁ。

医者が、「この治療が効かなければ、次の薬を試します」という話を、医学の不確定性と統計学の概念とを織り込んで丁寧に説明すれば、患者だってさっさと次の医者を探そうという気にはならないでしょうけれど。

【患者ミキリさん】

「なんだ、治療がうまくいかなくても次を試すからまた来いってか？　そんな、最初から効く薬を出せない医者なんてさっさと見限って、次のもっとよさそうな医者を探すよ……」

と思ってしまう患者はいっぱいいらっしゃるでしょうね。

患者と医者のあいだに不信感が生まれてしまう状況。

忙しくてコミュニケーションがうまくとれなかったか、あるいは人柄（相性）的に医者と患者とが合わなかったか。もちろん、医者の性格がよくないこともあるでしょうけれど。

いずれにせよ、もったいない話です。

本章のタイトルはリズムのよさから「名医・名患者の条件」としました。ただ、すでに病に苦しんでいる患者に「名患者であれ」と説教をするような章にはしたくありません。

私の本意を最後に書いておきます。

あなたが「もしや、ヤブ医者なのかなぁ？」と思う医者がいたとして。

じつは二の矢・三の矢を持ってあなたの疾病に対して包囲網を狭めているタイプの慎重な医者であることは往々にしてあります。

そのような「隠れた名医」を、初回の治療の効きが悪いからといって早々に見限ってしまうのは、少々もったいない、と申し上げたいです。

医者の診療様式にはしばしば、「病気をじわじわと追い詰めていくタイプ」のものがあるのだ、と知っているだけで、さまざまな医者のやり方がわかるようになり、信頼関係も増していくかもしれません。増していったらいいなと思います。増すんじゃないかなぁ。

ヤムリエの作法

・一部の病気は初診で診断がつかず、正体が見抜けない
・そのような病気は次第（「2回目の受診」以降）に正体がわかってくる
・例えば、咳。アレルギー。皮膚病。そして睡眠障害
・このような疾患に名医は「二の矢」「三の矢」で、戦略的に対峙する
・なので初回の治療のみで、主治医をヤブ医者扱いするのは、もったいない
・「もしこの治療が効かなければ、もう一度受診してください」、これ大事です

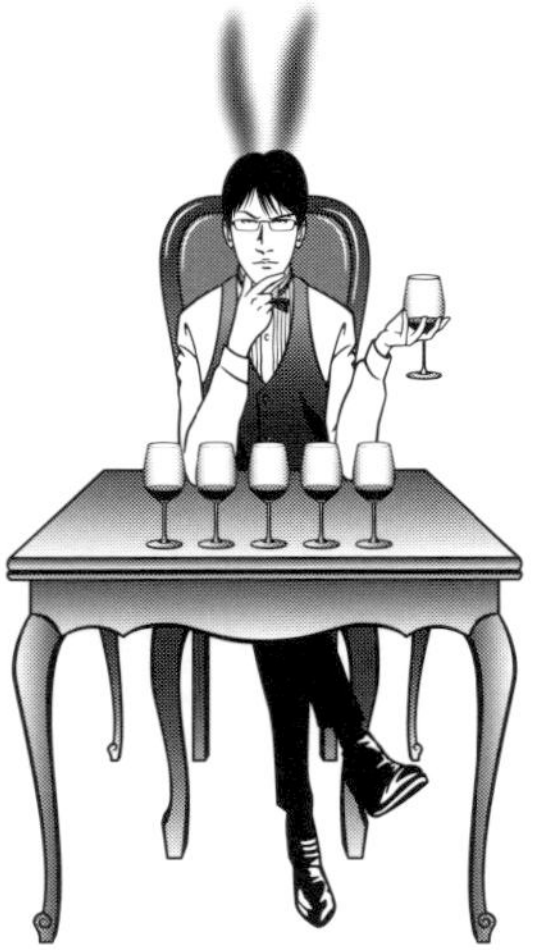

8. いつもと違うに気がつこう ためらわずに救急車を呼んだほうがいい 急性の心臓病、脳の病気、全身の不調など

ここまでご覧いただいた通り、本書は、病院に「行く・行かない」をどのように判断するか、病院に「行く」としたらどのように行けば自分にとって「安くてラク」であるかを、私なりに考えて書き記した本です。

総論を4章、加えて各論を三つ書き終えて、だいぶ内容も出そろってきました。[1] よし、あともう少しだなぁ、と読み返しながら、自分の文章を確認しているところです。

5章での、「いつもと違うと感じたら病院に行ったほうがいい」という文章は、抽象的ですけれども、我ながらお気に入り。

あなたが「いつものかぜだろう」と判断するのは、かなり高度な知的行動です。人間というのは知らず知らずのうちに非常にハイレベルな情報処理をしています。「まぁ、いつも通

ヤムリエのささやき

ささやき1 本書を紙の本として手に取られている方であれば「えっ?」と思われるでしょう。「まだ結構あるよ?」と。ええ、お察しの通り、前フリです。じつはここからとても大事な話がいっぱい出てきます。

りだろう」という感覚が生まれるまでに、たくさんの情報を無意識に取捨選択しているわけです。「かぜのような軽症の疾患」で、本人がいつもと同じだなと考えるとき、その直感はかなり信頼できるということです。**患者本人が「いつもと同じかぜだなぁ」と思っているようなケースで、医師が「重篤な病気が隠れていますよ」と指摘できることはほとんどない、**とも書きました。

あなたが「いつもと違うなぁ」と感じる、気づくことこそが、何か別の病気が隠れているサインとしてとても重要です。

ただし……

この章を執筆していた2018年8月のことです。とある救急病院のスタッフと話をしていたところ、少し考えさせられる言葉を聞きました。

「最近、特に高齢の方に多いんだけど、**救急車を呼ぶタイミングがちょっと遅い**んだよ。

テレビではさ、よく、病院のコンビニ受診が問題だ、とか言ってるよね。

大した症状でもないのに夜間に救急病院を訪れたり、自分で病院に行けるのに救急車を呼んだりするのは問題だ、って。

忙しい救急の現場の負担を増やして、結果的に本当に重篤な人を救うのが後回しになる、それは困る、ってさ。

確かにそういうことはある。若くて健康な人が、ちょっと指先を包丁で切ったからって救急車呼ぶこともある。そういうときは、正直、困った人だなぁって感じることもある。

けれどね、逆に、**一部の高齢者とか、一部のやさしい人は**[2]**、救急車を呼ぶのをすごくためらうことがあるんだよ。**

これくらいで病院に行っちゃいけない、とかさ。

がまんできるうちはがまんする、とかね。

なによりよく聞くのは、

『夜中に救急車を呼ぶと、ご近所に迷惑になる。うわさも立つ。あとで面倒だ』

みたいな遠慮かなぁ。

それで結局、症状が悪化して、取り返しがつかなくなっちゃうケースってのも、実際にあるんだ……。

救急車を呼んでほしい人ほど、躊躇（ちゅうちょ）する。

救急車を呼ばなくていい人に限って、ほいほい119番に電話してくる……」

ううむ……。私は、ことの重大性[3]に少しずつ気づきます。

ささやき2　なぜ「**やさしい人**」？　と思いましたが、続きを聞くと、なんだか納得してしまうのでした。

ささやき3　皆さんがだんだんこの本を読むのに疲れてきたであろう「8章」というタイミングで、この重大な章をドカンと眠気覚ましに放り込むことにしました。

「かぜ」ならば、自己判断は結構あてになります。「いつものやつだろう」はそうそうひっくり返りません。例えば、一週間様子をみてもよくならない、というような「あっ、いつもと違うぞ」というときに病院にかかればいいのです。

一方、救急病院のスタッフが話題にしているのは、「喉《ノド》の痛みや鼻水、咳」のような「かぜ症状が出た人」ではありません。胸痛、あるいは頭痛、息苦しさ、呼吸回数がハァハァと増えた状態、ぐったりと疲れてしまった状態といった、

「重篤な病気のサインである症状が出た人」

のことなのです。

これらの症状は、日頃普通に暮らしている私からすると、「明らかににいつもと違う、重大なサインじゃないか!」と思ってしまうのですが、よく考えると、人によって、症状の解釈は違うのです。

どう見てもふらふらしているのに、「どこも痛くないから大丈夫だ」と言い張っていた人[4]もいました。

おしっこが数日出ていないけれど、そんなものなのかなぁと思っていた、という人もいました。

喉の痛み、鼻水、咳が揃った「かぜ」であれば、私たちにも経験があります。ですから、

ささやき4 詳しくは語りませんが、もう亡くなった私の家族です。

いつも同じだとか、いつもと違うという判断が高精度で行える。

けれども、人間に襲いかかる症状というのは本当に多彩で、それら全てに大して「いつもと違うからおかしいぞ」と気づけ、というのは、ちょっと乱暴だなぁ、と感じ始めたのです。

有名な話ですが、人間には「正常化バイアス」というものが働いているといいます。自分にとって都合の悪い情報とか、自分が今重大な危機にある可能性を指摘した情報などを、「まさか、たぶん大丈夫だろう」と無視してしまう心の動きのことです。例えば、水害のときに避難勧告がなされても、「自分の家は大丈夫なんじゃないかな。だって今までこのあたりで床上浸水なんかしたことないもんな」と、まるで今回の自分は大丈夫だろうと言い聞かせる[5]ように、危険を知らせるサインを無視してしまうことがあります。

もう各論も四つめという「中盤」のタイミングで、私は皆さんに、今一度、目を覚ましていただこうという気持ちになりました。

重大な病気が隠れているかもしれないサイン。

「それは、いつもとは違うんですよ！」という症状を確認することにします。

まず、本書でこれから書く内容は、ほかの多くの書籍でもくり返し語られていることで

ささやき5　これは「無知だから起こる」とか「本人の性格の問題」というわけではなくて、人間がそもそもそういう「**楽観性**」を持ち合わせているから起こることなのです。責められません。責められませんが、そういう「**思い込み**」のような状態がありえるのだと知っているだけでも違います。

す。著者が変わり、書き方が変わることで、読み口も多少変わるでしょう。そうなると、皆さんがこれらを覚えようと思っても、なかなか大変です。

ですから私は、**ある「役に立つお手本」にそって説明をしようと思います。**そのお手本は、なんと、**ほぼタダ**[6]で読めます。なぜかというと、インターネットに無料で公開されているからです。さらに、スマートフォンやタブレットをお使いの方でしたら、アプリという形でお手持ちの端末に内容を全て入れておくこともできます。もちろんこちらも無料。

タダより高いものはない、きっとどこかの広告が入り込むんだろう、とご心配の方もいらっしゃるかもしれませんが。なんと、広告すら入りません。

アプリ版でも、ウェブ版でも、どちらでも使い勝手はほとんど変わりません。

その名は、「Q助」[7]。

これ、本当に役に立ちます。作者は誰かというと、**総務省消防庁**[8]です。

Q助の利用規約[9]を読みますと、このように書いてあります。

> 「病院に行った方がいいのか、行くならば、救急車を呼んだ方がいいのか、自分で病院やクリニックを受診した方がいいか、どれくらい急いで受診した方がいいかについて判断することは、なかなか難しいものです。

ささやき6　「回線の代金がかかることがある」ので、ほぼ、です。すみません。今時ネットなんて定額で使っているから関係ないだろ、というのはあくまで一部の人の感覚です。

ささやき7　正式名称は「全国版救急受診アプリ」、愛称『Q助』です。3章でも触れた「QRコード」をご参照ください。

ささやき8　消防庁ありがとう！　転載許可もありがとう‼

ささやき9　以下、引用はアプリ版からですが、ウェブ版にも似たようなことが書かれています。

この『救急受診アプリ』は、急な病気やけがをした際に、

「いつ病院を受診したらいいのか？」

「救急車を呼んだ方がいいのか？」

と迷った時に、ご自身の判断の一助になることを目的に、（中略）総務省消防庁の『緊急度判定体系に関する検討会』が作成したものです」

すばらしいです。利用規約だけではなく、使い勝手もとてもいいです。ぜひ一度試してみてください。本当にいいですよ。

「Q助」こそ、お手本として最適です[10]ので、以降の私はこのQ助をお手本として用います。つまり、私の書いたことを全て覚えなくても、困ったらQ助を開けば、最低限の判断はすぐにできる、ということです。ただ、Q助には「なぜこのサインが出たら救急車を呼ぶべきなのか」という解説がありません。本章では「そのサインが持つ意味」を加えていこうと思います。

まず、Q助を立ち上げると最初に聞かれるのが、「以下の症状で当てはまるものはありますか」

・呼吸をしていない。息がない。

ささやき10 私、このアプリの存在自体をついこのあいだまで知りませんでしたけれどね。周りの医師に尋ねてみたら、結構知名度がありました。もっと一般にも広まってほしいなぁ。

・脈がない。心臓が止まっている。
・水没している。沈んでいる。
・冷たくなっている。
・どれにもあてはまらない。

これらのどれかにあてはまっていたら直ちに救急車を呼べ[11]と書かれています……当たり前なので、先に進みましょう。

これらの「誰が見ても当たり前の症状の次に、（つまり上記の「どれにもあてはまらない」を押すと）Q助が尋ねてくること」に私はちょっと興味があります。だって、次の質問は、きっとQ助が「すごく大事だ」と考えている質問のはずだからです。重大なサインから順番につぶしていかないと、救急車を呼ぶタイミングが遅れますもんね。

次に、Q助がぶつけてくる質問はこちらです。

【幹の質問】[12]

・（いつもどおり）ふつうにしゃべれていますか？　声は出せていますか？[13]

これに「はい」「いいえ」の二択で答えさせられます。**「いいえ」を選ぶと即座に救急車を呼べと言われます。**

ささやき11　呼ばない人はいないと思いますが、やはり総務省消防庁のアプリともなると、当たり前のところからきちんとおさえておかないといけないわけですね。

ささやき12　これは私の命名です。のちほど解説します。

ささやき13　出ましたね、「**いつもどおり**」。やはり総務省消防庁も「いつもと同じかどうか」という基準を使うんだなぁと妙に感心しました。まずは「いつもどおりにしゃべれているか」。

正直、なるほど、と思います。「しゃべれているかどうか」というのは、一番最初に気にするべきサインなのです。なぜかというと、「しゃべれているかどうか」は、「脳に障害が及んでいるか」を示しているからです。ふつうにしゃべれていない、声が出ていないということは、脳梗塞や脳出血、くも膜下出血[14]のような重篤な病気の存在を強く疑います。

「ふつうにしゃべれていますか？」に「はい」と答えると、次はこの質問が来ます。

【幹の質問】

・ハアハアしますか？　息は苦しい（苦しそう）ですか？

これに「はい」「いいえ」で答えます。次は呼吸状態[15]なのです。呼吸すなわち「酸素を取り込み、二酸化炭素を吐き出す」というのは、人間が秒単位で行っている、途切れさせてはいけない生命活動です。これに支障があるかどうかで、そのあとの判断がだいぶ変わってきます。

「ハアハアしますか？」に「はい」と答えると、一気にたくさんの質問が出てきます。

【枝の質問（息が苦しい）[16]】

・急に息苦しくなりましたか？
・胸の痛みがありますか？
・泡状のピンク色、または白い痰がたくさん出ますか？

ささやき14　いわゆる「**脳卒中**」。細かい定義はいくつもあるのですが、医療者でない方にとっては「頭の中でまずいことが起こった」という理解でひとまずは問題ありません。

ささやき15　いきなりカタカナで「ハアハア」とくるので思わず「オタクかよ！」とつっこんでしまいたくなります。

ささやき16　「幹の質問」の答え方によって出てくる多くの細かい質問を「枝の質問」と名づけました。後述します。

・しばらく（数時間程度）その状態が続いていますか？
・以前に肺梗塞（エコノミークラス／ロングフライト症候群、深部静脈血栓症、下肢静脈血栓症など）、気胸、自然気胸、慢性呼吸不全と言われたことがありますか？
・喘息と言われたことがありますか？　喘息の薬が効かなかったことがありますか？
・何か変なものを吸い込みましたか？　息が苦しくなったのは吐いた後からですか？　むせた後からですか？
・横になると息苦しいですか？（苦しくて）座らないと息ができませんか？
・顔がむくんだり、赤くなったり、じんましんが出ていますか？

いきなりこれですからね。びっくりしますよ。

そして、この中のいくつかを選ぶと、**「ただちに救急車を呼んでください」と赤い画面が出てくるのです。**[17]ではその選択肢はどれでしょう。ハイライトします。

【枝の質問（息が苦しい）】
・**急に息苦しくなりましたか？**[18]
・胸の痛みがありますか？
・**泡状のピンク色、または白い痰がたくさん出ますか？**[19]
・**しばらく（数時間程度）その状態が続いていますか？**[20]
・**以前に肺梗塞（エコノミークラス／ロングフライト症候群、深部静脈血栓症、下肢静脈血栓症など）、気胸、自然気胸、慢性呼吸不全と言われたことがありますか？**[21]

ささやき17　アプリ版ですと、その画面には、ご丁寧に「救急車を呼ぶ（119番に電話をする）」というボタンが配置されていますし、ここまでに選んだ選択肢を表示してくれる機能までついています。Q助、本当にすばらしいアプリですよ。見たら感動します。

ささやき18　**急性の呼吸不全**は肺、心臓、胸膜ほか、さまざまな箇所に重大な病気が隠れているサインです。

ささやき19　肺に出血しているかもしれません。また、**急性の心不全**で肺が水浸しになることもあります。

ささやき20　**呼吸不全が長く続く**ということは、体が酸素と二酸化炭素を交換する仕組みがずっとおかしいままだということです。がんばって耐えていますが、もう限界かもしれないのですぐ救急車。

ささやき21　ここに挙げた病気の再発だと、すぐに治療を開始しないといけません。

・喘息と言われたことがありますか？　喘息の薬が効かなかったことがありますか？

・**何か変なものを吸い込みましたか？　息が苦しくなったのは吐いた後からですか？　むせた後からですか？**[22]

・**横になると息苦しいですか？（苦しくて）座らないと息ができませんか？**[23]

・**顔がむくんだり、赤くなったり、じんましんが出ていますか？**[24]

なんとほとんどが救急車を呼べと言われます。

この段階ですぐに救急車を呼べと言われない選択肢は二つだけ。

・（ハアハアしていて）胸の痛みがある。

・（ハアハアしていて）喘息と言われたことがある。

えっ、ハアハアして、しかも胸が痛いって選んでも、すぐ救急車呼ばなくていいの？　と思いがちですが、そうではありません。むしろその先の質問に回答していくと、かなり高確率で救急車を呼んだほうがいいとアドバイスされます。

私が勝手にこのアプリの意図を読み解いて恐縮なのですが、「ハアハアして」「胸が痛い」の段階で救急車を呼ぶこともありです。ただ、一度アプリで詳しく症状を解析しておくことにメリットがあると考えます。

救急隊に「どうされました?」と質問を受けた際に、アプリの質問に回答した経験がある

ささやき22　吸い込みについては**気体（ガス）の中毒**の可能性を考えます。また、吐いた後とかむせた後は「**誤嚥性肺炎**（食道や胃の中身がまちがって肺に落ちてしまう状態）」かもしれません。

ささやき23　これは**心不全のサイン**です。心臓に異常があって苦しくなっているとまずいです。

ささやき24　**アレルギー（アナフィラキシーショック）**を疑います。即座に受診してください。

と（アプリでは選んだ選択肢を画面上にまとめてくれます！）、同じ内容をまとめて答えやすいです。これは、1章で、私が友人からの電話に答えた後に、

「同じ内容を病院で話したらいいよ。なんならメモをとってな（今の内容を紙に書いて、病院に行くときに持って行ったらいいよ）」

とアドバイスしたのと同じ効果を持ちます。Q助というアプリのすばらしいところは、この質問に答えた結果を最後に一画面にまとめてくれることです。

さて、この後に続く質問は非常に量が多く、ぜひ実際にアプリでご覧いただきたいのですが、とてもその全てを本書に転載できません。そこで、「重篤度が高い」と判断されることが多い質問を簡単に以下にまとめます。脚注欄にはその質問が持つ意味をまとめておきます。

【枝の質問にありがちなもの】

・痛みが突然だ[25]
・めまいがする、力が入らない[26]
・手足が冷たくなっている[27]
・吐き気がある
・妊娠している[28]

ささやき25　突然発症の呼吸困難＋胸痛は、心臓や肺、大血管における破綻、詰まりなどを示唆する場合があり、重篤感があります。

ささやき26　脳に血がいっていないかもしれないということです。

ささやき27　全身の水流が非常に悪くなっており、脳に回す血流が足りないため、人体が「手足の血管を絞って」手足に血液を回さないようにしているとき、手足がスッと冷たくなります。

ささやき28　私が申し上げずとも、**妊婦さん**はさまざまな不安と心配をお持ちでしょう。Q助の選択肢を拾っていくと、至るところで「妊娠していますか？　妊娠の可能性がありますか？」と聞かれます。これ、医学的にとても大事なのです。

・65歳以上である[29]
・糖尿病である[30]
・歩くことができない状態だ[31]

アプリをダウンロードされた方は、もはや本書をほっぽらかしで、現在さまざまな質問に答えていらっしゃるところかもしれません。それくらい、「Q助」は見応えがあり、非常に細かい質問を多数用意しています。

そのうえで、私たちは**大きな幹に戻りましょう**。

まずは

【幹の質問】

・（いつもどおり）ふつうにしゃべれていますか？　声は出せていますか？

次に

【幹の質問】

・ハアハアしますか（ハアハアしていますか）？　息は苦しい（苦しそう）ですか？

という大きな質問に、「しゃべれます。息は苦しくないです」と答えたパターンの先を見てみましょう。次の質問はこちらです。

ささやき29　**65歳以上**の方は、症状が「軽く出ること」があります。ぴったり64歳だったらどうなのか、という苦しい質問もあるんですが、大事なのは、「高齢になればなるほど、典型的な症状が出なくなる場合がある」という知識です。症状が軽くても「なんかいつもと違うな」と思ったら躊躇せずに病院にご相談ください。

ささやき30　これもじつは「65歳以上の方」と似たような意味があります。**糖尿病**の方は、さまざまな病気の症状が軽くしか出てこない場合があります。症状が軽いならいいじゃない、というわけではなく、重大なサインを見落としやすいので、気をつけてピックアップしなければいけません。

ささやき31　個人的な意見で恐縮ですが、**歩けなくて、かつつらい**ならば、救急車を呼んだほうがいいと思いますよ。めったにあることではないですし。

【幹の質問】

・顔色、唇、耳の色が悪いですか？　冷や汗をかいていますか？[32]

これに「はい」「いいえ」で答えるのですが、「はい」と答えるとすぐに救急車です。

しゃべれて、息苦しさがなくても、「顔色が悪い」なら救急車。

え～、じゃあふだんから顔色が悪いねって言われる僕はすぐ救急車呼べってことですかぁ～。

混ぜっ返してはいけません。「いつもと違う！」を見抜くための章ですからね。

いつもと比べて顔色が悪い、唇が紫になってる、耳の色が変だ、冷や汗をだらだらかいている、ということはおかしいぞ、ということです。

では「いいえ」だと、次はどんなことを聞かれるのでしょう。しゃべれて、息苦しくもなくて、顔色もふだん通り……。次はこんな質問です。

【幹の質問】

・しっかりと受け答えができますか？

ん？　これって「しゃべれるか」と同じじゃないの？

いいえ、ここは、総務省消防庁、さすがだなポイント（その2）です。ここで「いいえ」と答えると、一気に多数の質問が展開されるのですが、それらに共通したタイトルがつけられて

ささやき32　これは**血流の異常**、すなわち「全身の物流（水流）の状態が悪い」ということを指します。「冷や汗」というのはマニアックですが救急現場で働く人々はとても気にするサインです。

いるのです。

「しゃべれる」を選んだ後で、「ハアハアしてはいない」と答えて、「顔色も悪くない」けれど、「受け答えがおかしい」を選んだ人[33]は……

質問群「意識がおかしい」に突入するのです。以下のような質問がどっと出てきます。

【枝の質問（意識がおかしい）】

・突然おかしくなりましたか？
・話し方がおかしいですか？　ろれつが回りませんか？
・こちらの言うことを聞かないですか？
・あばれたり、いつもと違う行動をしたりしていますか？
・手足の動きが悪いですか？　どちらかの手足が動きませんか？　手足に力が入りませんか？
・頭を打った後ですか？
・出血していますか？
・頭をひどく痛がっていますか？
・吐きましたか？
・発熱（38度以上）はありますか？
・けいれん（ひきつけ）をおこしましたか？　けいれんしていますか？
・何か薬を飲みましたか？

ささやき33　意識障害というのはじつは、本人が自分で気づくことができません（意識がおかしくなってしまうのですから）。ですから自然と周りが気づくしかないのですが、この際、「いつもどおりにしゃべれますか、声は出せますか」という最初の質問だけだと、「いつものご老人はこんなもんだからなぁ」みたいにスルーしてしまうことがあるのです。ですから、ここで「受け答え」という別角度からの質問をすることで、もう一度「意識障害ではないか」ということを確認してくれているわけです。誰が考えたのかわかりませんがすばらしいシステムです。

・**大量に酒を飲んだばかりですか？　その可能性がありますか？**
・**糖尿病がありますか？**
・**肝臓が悪いと言われていますか？　黄疸（皮膚や目の白い部分が黄色っぽくなること）が出ていますか？**
・**不整脈（脈がとぶ、脈のリズムが乱れるなど）がありますか？**

全部強調したの、おわかりでしょう。

これらのどれかに当てはまったら即座に「救急車」なのです。

こんなの覚えていられませんよね。一つひとつ解説はできますが、私も、全てを網羅して暗記しているわけではありません。[34]

皆さんも、これらの項目一つひとつを暗記する必要はないのです。

私がここまでに、「幹の質問」「枝の質問」という分類を使ってきたことがおわかりでしょう。

Q助は、「幹の質問」として、「しゃべれるかどうか」「ハアハアしているかどうか」「顔色が悪いか」「受け答えがおかしいかどうか」をまず設定します。

それらに該当したら、細かな「枝の質問」を提示して、どれかにあてはまったら「救急車を呼んでくれ」と誘導する、というシステムを取っています。

枝の質問にあてはまらない場合にはさらに「小枝の質問」が続き、その結果次第では、「ただちに救急車を呼ばなくてもいいが、2時間以内には病院に行ってくれ」とか、「夜中なら

ささやき34　理屈がわかりますから、言われればわかりますが、羅列はできないのです。

翌日まで待ってかまわないから、行けるときに自分で病院に行ってくれ」とか、「悪化しない限りは家で様子をみていていいよ」というように、私たちを導いてくれるのです。

今までは、この「幹」とか「枝」を、救急隊員が全て考えて、患者やその家族に聞き取っていました。

患者は患者で、「これくらいで救急車を呼んでいいのかな……でも、なんだかいつもと違うし……」という漠然とした不安を抱えながら、ときには家庭の医学のような本をひっくり返して悩み、救急車を呼んだり、救急病院に夜間に駆け込んだりしていたわけです。

でも、それが、ウェブサイトやアプリによって、とてもラクになりました。本をあちこちひっくり返さなくても、幹の質問から枝の質問へと「はい」「いいえ」で答えていけば、救急車を呼んだほうがいいかある程度判断できるわけです。このシステムを使わない手はありません。

さて、本章の最後にいくつか確認をしていきます。

幹の質問を最後まで追っていくとどうなるでしょうか。

「しゃべれるか」　↓　「はい」（しゃべれる）

「ハアハアするか」→「いいえ」（しない）
「顔色が悪いか」→「いいえ」（悪くない）
「受け答えは出来るか」→「はい」（できる）

ここまで選ぶと、次に出てくる幹の質問は何だと思いますか？

じつは、もう幹の質問は出てこないのです。


「えっ、お腹が痛いときは？」

「腰が痛くなった、とかは？」

「頭痛もないよ」

「胸の痛みとかはどうしたの？」


じつはこれらの質問は、一気にまとめて出てきます。一覧から選ぶ形式に変わるのです。

この一覧、見応えありますので、ぜひ！　ここで本書を流し読みするだけではなくて、実際にウェブやアプリなどで、ご自身の目でご確認ください。

まずは、年齢を選びます。

・大人（16歳以上）
・こども

するると、その先に、大量の「選択肢」が出てきます。まずは、「大人」のバージョンからどうぞ（**表4**）。

表4　症状選択（大人）〔総務省消防庁「Q助」より〕

当てはまるものを選んでください。	
・鼻のけが・鼻血	・口の中や歯の問題
・手や腕の問題	・足（太もものつけ根から足首）の問題
・足首から先の問題[35]	・咬まれた・刺された
・やけど	・眼のけが
・手足・顔面のけが	・胸やおなかをぶつけた・胸やおなかに刺さった
・何か固形物を飲み込んだ	・何か液体を飲んだ[36]
・薬をたくさん飲んだ・間違った薬を飲んだ	・熱中症
・息が苦しい[37]	・呼吸がゼーゼーする
・動悸（胸がドキドキする）	・ぜんそく発作
・意識がおかしい	・けいれん
・頭痛	・胸が痛い
・背中が痛い	・ろれつが回らない
・風邪をひいた[38]	・発熱
・発疹	・のどが痛い
・腹痛	・便秘
・下痢	・吐き気・吐いた
・吐血・下血・血便	・尿が出にくい
・膣からの出血	・めまい・ふらつき
・しびれ	・眼科関連
・くびが痛い・肩が痛い	・腰痛
・アレルギー	・高血圧
・頭のけが	

次に、こどもバージョンも見てみます。同じ選択肢があるのかと思うと、じつは順番がだいぶ入れ替わっています（**表5**）。

ささやき35　上のほうには「**症状の場所**」を選ぶ項目。けがとか出血を意図しています。

ささやき36　そしてやけどやけが、「**事件性がありそうなもの**」も上のほう。項目は多少かぶっているんですが、総務省消防庁はまったくひるみません。アプリ使用者に対して「どこかで引っかかってくれ！」と願っていることが伝わります。

ささやき37　そしてここから「内科疾患」。またも「**息が苦しい**」があります。幹の質問にも「ハアハアする」がありましたが、ここを仮にスルーしても、「じつは息苦しいかもしれない」という細やかな配慮です。人による表現の違い、使う言葉の違いをきちんと考慮しているんでしょうね。

ささやき38　「**かぜをひいた**」を必見！　あなたがかぜだと思っているそれ、じつはかぜじゃないですよ、救急車を呼びましょう！　という項目が質問になってあらわれています。後述。

最初、ここまでは一緒。

表5　症状選択（こども）の一部〔総務省消防庁「Q助」より〕

当てはまるものを選んでください。	
・鼻のけが・鼻血	・口の中や歯の問題
・手や腕の問題	・足（太もものつけ根から足首）の問題
・足首から先の問題	・咬まれた・刺された
・やけど	・眼のけが
・手足・顔面のけが	・胸やおなかをぶつけた・胸やおなかに刺さった
・何か固形物を飲み込んだ	・何か液体を飲んだ
・薬をたくさん飲んだ・間違った薬を飲んだ	・熱中症

この後の順番が違います。さらに、**こどもの場合は「風邪をひいた」という項目がなく、せきや鼻水・鼻づまりなどが単独の項目として見られるようになります**[39]（**表6**）。

ささやき39　5章で、「**いつものかぜ**とわかるのは、かぜをひいたことがあるからだ」と書きました。こどもの場合はその「いつもの」がわかりづらいですよね。総務省消防庁もよくわかっているのです。すばらしい……。

表6　症状選択（こども）の続き〔総務省消防庁「Q助」より〕

・尿が出にくい	・アレルギー
・発熱	・けいれん
・せき	・鼻水・鼻づまり
・ぜんそく発作	・息が苦しい
・発疹	・吐き気・吐いた
・下痢	・腹痛
・便秘	・便の色の異常
・耳痛・耳だれ	・頭痛
・泣き止まない[40]	・頭・首のけが

どうでしょう、あなたやあなたのご家族が、今後「悩むかもしれない」項目がほぼ網羅されているのではないかと思います。

何気なくざっと眺めて先を読み進めたくなるのは、私も一緒です。

ただ、せっかくですから、練習問題……というか、予行演習をやりましょう。

ささやき40　こういう項目をきちんと入れているあたり、プロだな……と思います。

●予行演習1

あなたは40歳です。大人です。男性です。今、熱が37・5度あります。咳、鼻水があります。喉《ノド》の痛みはないです。ただちょっと頭が痛いのが気になります。

Q助で救急車を呼ぶべきかどうか調べてみてください。

……問題を出しておいてアレですが、さっそく私が自分でやります（笑）。

「後はやっといてください形式」の本って嫌いなんですよ。

ええと、Q助のアプリを開いて……。

【幹の質問】

・以下の症状であてはまるものがありますか。「呼吸をしてない。息がない」「脈がない。心臓が止まっている」「水没している。沈んでいる」「冷たくなっている」。

→**「どれにもあてはまらない」を選ぶ。**

【幹の質問2】

・いつもどおり、ふつうにしゃべれていますか？　声は出せていますか？

→**「はい」を選ぶ（声はかすれてるけどね）。**

【幹の質問3】

・ハアハアしますか（ハアハアしていますか）？　息は苦しい（苦しそう）ですか？

→**「いいえ」を選ぶ。**[41]

ささやき41　例えば、ここで「ちょっとたちの悪いかぜ」を想定して「はい」を選ぶと、枝の質問が展開されます。次の質問で「どれにもあてはまらない」を選んだ後に、「咳、または黄色や緑色のたんが出ていますか?」に、咳があるので「はい」と答え、「65歳以上でなく歩ける」と答えると、「2時間をめやすに病院に行け」と言われました。救急車は呼ばなくていいけど、自分で歩いてこいという意味だなと思います。

【幹の質問4】

・顔色、唇、耳の色が悪いですか？　冷や汗をかいていますか？

→**「いいえ」を選ぶ。**

【幹の質問5】

・しっかりと受け答えが出来ますか？

→**「はい」を選ぶ。**

【年代を選ぶ】

→**「大人（16歳以上）」を選ぶ。**

【症状選択（大人）を選ぶ）】

→**ここでは「風邪をひいた」を選びます。**

【「風邪をひいた」内の選択肢・1】

・（鼻づまり以外で）呼吸は苦しいですか　息苦しいですか？42

・激しい頭痛はありますか？43

・胸痛はありますか？44

・頭痛があって吐きましたか？45

・喉が痛く、唾液（つば）をまったく飲み込めませんか？46

ささやき42　**肺炎**の可能性などを考えます。

ささやき43　これはいわゆる「かぜ症候群」ではなくて、**髄膜炎**のような別の病気を疑います。

ささやき44　これも「かぜ症候群」（急性上気道炎）ではほぼ有り得ません。**「かぜ」ではない**のです。

ささやき45　「**頭痛＋吐く＝重篤なサイン**」です。

ささやき46　唾が飲み込めないような喉の痛みでは、単なるウイルス性の上気道炎ではなく、**細菌感染症**などを疑います。重大な病気が隠れていることもあり、受診をおすすめされます。

ささやき47　高齢、妊娠状態ではただちに（救急車を呼んででも）受診すべきですし、基本的には**脱水のサイン**ですので早めに受診したほうがよいです。

→「**どれにもあてはまらない**」**を選ぶ。**

【「風邪をひいた」内の選択肢・2】

・尿の量が減ったり、尿の色が濃くなったりしていますか？ 47
・熱でぐったりしていますか？ 48
・「大きな病気（免疫力を低下させる病気）」（心臓の病気・肝臓病・糖尿病・ステロイドをのんでいる・がん・その他の感染症など）を治療中ですか？ 49
・皮膚や唇が乾いていますか？
・喉がとても渇きますか？ 50
・立ちくらみが起きましたか？ 51
・熱が出はじめたころから全身（体の広い範囲）が赤くなっていますか？　発疹（体が赤くなっていたり、じんましんのようにブツブツが出ている）がありますか？ 52
・耳の奥の痛み（鼓膜の痛み）がありますか？ 53
・鼻の痛み・鼻の周りや額の痛みはありますか？ 54
・激しい咳はありますか？ 55
・喉の痛み・首のリンパ節周辺の痛みはありますか？ 56

→「**どれにもあてはまらない**」**を選ぶ。**

ささやき48　熱でぐったり、というのは**消耗のサイン**です。大きな病気というよりも程度が重いということですね。

ささやき49　**別に病気があるかどうか**というのは重要です。

ささやき50　いずれも**脱水のサイン**です。水流に影響を与える「脱水」には要注意。

ささやき51　熱のせいか、疲労のせいか、あるいは脳に血がいっていないせいかわかりませんが、気をつけておかないといけません。

ささやき52　**発疹をともなう発熱**というのは単なるかぜではないことが多いです。救急車を呼ぶほど急ぐべきとは思えませんが、きちんと病院にかかったほうがよいでしょう。

ささやき53　**中耳炎のサイン**です。放っておくと悪化するかもしれません。

【「風邪をひいた」内の選択肢・3】

・膿（うみ）のような痰（たん）、黄色や緑色の痰（たん）が出ますか？[57]
・血が混じった痰（たん）はありますか？[58]
・鼻水は大量ですか？[59]

→**「どれにもあてはまらない」を選ぶ。**

さあこれで、私の「かぜ」において、Q助の判断が出てきます。答えは……。

「引き続き、注意して様子をみてください」。
家庭での経過観察または通常診療時間内での受診をすすめます。

だそうです。要は病院にこなくてもいいですよ、どうしても来たければ、夜間とか救急車とかではなくて、普通に病院が開いている時間に歩いてきてください、ということですね。

●予行演習2

あなたには6歳のお子さんがいらっしゃいます（まだ小学校に入っていない女の子）。どうやら何かを飲み込んでしまったようです。あなたは気が動転して顔面蒼白になっていますが、お子さんのほうは特にいつもと変わらず元気そうです。ただ、飲んだものが何かわかりません（飲んだというのは本人の申告です）。ボタン電池とか薬の空き袋などは置いていなかったはずですが……。

ささやき54　**副鼻腔炎のサイン**です。これも、自然治癒しないことがあります。要は普通のかぜではないかもしれない、ということです。

ささやき55　「**いつもと違う咳**」の定義は難しいのですが、程度が激しい場合は受診をおすすめします。

ささやき56　**喉の痛み**はたいていのかぜで見られるすし、首のリンパ節が腫れていることも若年や壮年ではよくあることです。ただ、高齢者が首のリンパ節の腫れをともなう「かぜ」を引いたときには、別の病気が隠れている場合があります。

ささやき57　これはウイルスではなく、**細菌感染**による体調不良を意味するサインです。ここまでの質問が全てあてはまらなかった人で、かつ高齢者や妊婦さんでなければ、急がなくてもいいです（特に夜間受診の必要はありません）。

こちらはぜひ、ご自身のQ助で確かめてみてください。私はこの選択肢と答えに納得しています。特に、同じ意味の選択肢がくり返し出てくる構造がとてもいいです（何せパニックに陥っているはずですからね）。

●予行演習3

あなたは52歳女性です。数時間前からなんだかめまいがします。息苦しくはありません。顔色は自分ではいいのか悪いのかよくわかりません。目が見えないわけではないのですが、少しぐらぐらが激しいです。めまいが起こったきっかけはよくわかりません。頭は痛くないです。耳鳴りもしません。

さあ今度はどうでしょう。Q助を試してみましょう。「少しぐらぐらが激しい」の解釈によって答えは変わります。程度によるのです。

●予行演習4

あなたは60歳男性です。30分くらい前に、突然お腹が痛くなりました。まったくがまんできないほどではないのですが……。

いかがでしょう。また、「突然」を「じわじわと」に変えて、「痛みがだんだん強くなってきた」とすると、結果はどう変わりますか？

ささやき58 ここまでの選択肢に該当がない程度の（比較的軽症と思われる）状態で、**痰（たん）に血が混じって**も、すぐに重篤とは判断しません。ただ、高齢であったり妊婦さんであったりする場合には早めに受診したほうがいいです。

ささやき59 痰に血が混じるのと同様です。Q助の質問は「順番が大事」です。ここまでの質問にあてはまっていないならば、**鼻水が大量**であってもあまり問題はありません。ただ、高齢者ですと、誤嚥の危険がありますので、受診はしたほうがいいでしょうね。

アプリ「Q助」はとてもよいです。ウェブ版も同じように使えます。ぜひお試しあれ。Q助を試していると（遊び感覚でもいいんです）、「いつもと違う症状」がどういうものを指すのか、というのが少しずつわかるようになります。Q助は「いざというときに使うためのアプリ」というだけではなく、「いざというときがいつなのかを知るために、あらかじめ練習を積んでおくアプリ」としての機能を持っているのではないかな、と思うのです。

ヤムリエの作法

- 救急病院の対象となる「重篤な病気のサインである症状が出た人」と「かぜのような軽症の疾患」は分けて考える
- 重篤症状やけがのときは、救急車を呼ぶことを「ためらわない」
- そんなときに役に立つのが「全国版救急受診アプリ（愛称「Q助」）」、しかもタダ
- 「Q助」は症状の選択肢に答えるだけ（救急受診をガイドしてくる）
- その答えは最後の一画面に表示。救急隊への説明にも役立つ
- 総務省消防庁、GJ！

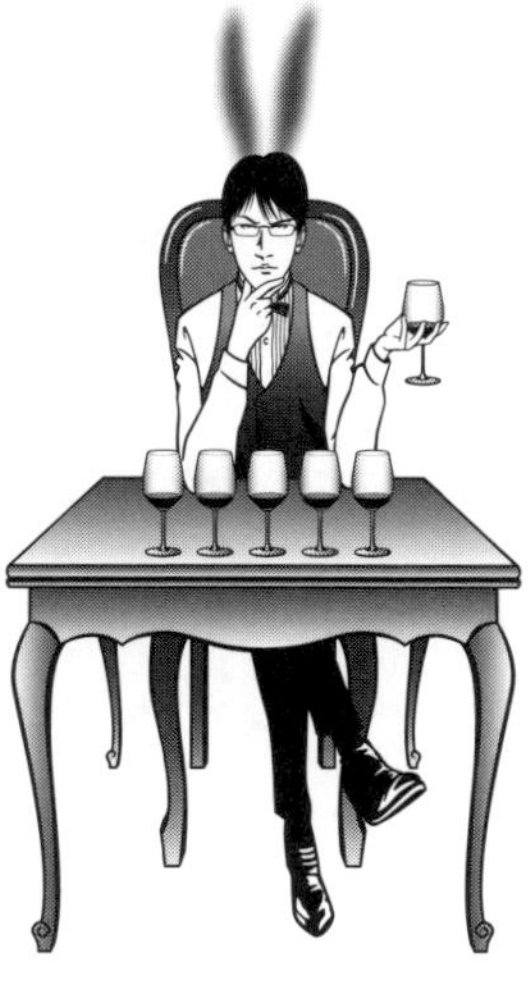

9. 病院通いは恥なのか 性病、ナイーブな部位の病気で病院にかかるということ

本章と次の章は気楽にお読みいただけるように、エッセイの形式にしておきます。8章まででだいぶお疲れでしょう。なるべくさらっと読めるようにします。

ただ、さらっと読めるんですけれども、読後にじんわりと何かが残り続けるかもしれません。ここまで来た皆さま方でしたら、きっと私が意図した以上のものを何かお持ち帰りいただけるのではないかと思います。

9章と10章はいずれも、私の経験談です。ですがそこに関与する人々は私だけではありませんので、内容の一部をフィクションにしながらお送りします。そこはあらかじめご了承ください。

ヤムリエのささやき

今を去ること20年ほど前。

私は、性病にかかりました。

さあ、この時点でイスから立ち上がってしまった方はいらっしゃいませんか？　あるいは眉をひそめた方はいらっしゃいませんか？　電車でこの本を読んでいたときに、思わず「性」という言葉が周りに見えないように、急いでページをめくろうとした方もいらっしゃるかもしれません。

「こいつは実名を晒しながら何を言うんだ」
「親だって知人だって見ているだろうに」
「恥ずかしいやつだなぁ」

もし今、あなたがちらりとでもそう思われたのでしたら、あなたは、どっぷりと「性病に対する社会的な偏見」に染まっている、ということです。

性病というのはあくまで「感染症」の一つに過ぎません。

感染症とは、ウイルスや細菌など、人ならぬもの（モンスター）が人体に侵入してそこで悪さを起こす病気のことです。人体に侵入する経路としては、簡単な憶え方があります。

「穴という穴から敵は入ってくる」[1]。

ささやき1　ただし、これはあくまで「比較的健康に社会生活を送っている人」の場合です。すでに何か大きな病気を抱えていたり、入院していたりする方の場合には、人体のバリア機構がなんらかの形でもろくなっていることがあり、侵入経路は変わってきます。

病原体が、鼻から入って気道・肺に侵入したものは、かぜ（急性上気道炎）や肺炎と呼ばれます。インフルエンザもこれです。

口から入って胃や小腸、大腸に入れば、胃腸炎（あるいは食あたり）です。

耳の穴から入れば中耳炎になるかもしれません。尿道から入れば尿道炎、膀胱炎、腎盂腎炎（じんうじんえん）になることもあります。

毛穴から入ると？　「にきび」になったりします。

穴が後から空いた場合というのもあります。「切り傷、すり傷などからばい菌が入って化膿する」という話を聞いたことはないでしょうか？

かくも多様な「さまざまな穴からウイルスや菌[2]が入った状態」。これらは皆、「感染症」という言葉でまとめることができます。

女性の場合はここにもう一つ穴が加わります。膣です。膣から病原体が入れば「膣炎」を起こします。肺炎や胃腸炎などと、命名法則はまったく同じですね。

さて、これらの中で、尿道や、女性の膣から病原体が入った場合……そしてそれが性交渉に関係している場合には、「性病」という別名が付けられます。

すなわち性病という言葉は、食あたりを「食事病」、かぜを「呼吸病」と呼ぶのと一緒です。食事病とか呼吸病という言葉はないのになぜ性病だけが……というか、私たち医療者もつい「性病」と呼んでしまうのですが、あらゆる感染症の中で「性病」だけがタブー視されすぎているようにも思えます。

ささやき2　まとめて「**病原体**」と呼びましょう。

「そうは言ってもさぁ……。性病ってのはだいたい、悪いコトしたからなるものだろ？」
「健全に社会生活を過ごしていれば、性病なんてならないでしょう」

これは間違いです。

間違いなのですが、実際、そのような感覚によって、性病にかかったことがある、あるいは今まさに性病にかかっている人たちは、他の感染症とはひと味違う苦しみの中に身を置いています。

性病というのは非常にありふれた病気です。具体的な数字は資料によって異なりますが、例えば、「妊婦健診」（性病の有無に関わらず、妊娠時にほぼ必ず受けなければいけない診察）の結果によると、妊婦さんの3～5％にはクラミジアという性感染症病原体が認められる[3]といいます。5％というと20人に1名ですよ。学校の1クラスが35名と仮定しても、1～2名は性感染症にかかっている（あるいは感染していた）ということになります。

ほかの統計もいくつか確認してみました。各自治体の保健所では定点観測が行われているのですが、市町村によっては10～20代女性のじつに10～15名に1名がなんらかの性感染症にかかっている（現在進行形で！）とされます。クラスの3名以上ですね。しかもこれは、症状が出て病院にかかった女性の率であり、無症状で性病に感染し続けている人の数[4]は考慮されていません。

本当に感染率が高い病気です。クラスに3～4名となると、インフルエンザ並みじゃないですか！

ささやき3　国立感染症研究所ホームページ　「性器クラミジア感染症とは」内より（https://www.niid.go.jp/niid/ja/diseases/sa/chlamydia-std/392-encyclopedia/423-chlamydia-std-intro.html・引用日時：2018年8月9日）。

ささやき4　性病というのは多くの場合、男女ともに、症状がおとなしくて本人の自覚症状がなかなか出てきません。ですから「妊婦健診でもしない限り」、性病にかかっていても病院にかからず、感染に気づかないということになります。特に、妊婦健診がない男性、さらには妊娠出産を経ていない女性においては、**性病の感染率**は未だによくわかっていません（だいたいの予測しかできません）。

強調しておきたいのですが、性感染症の原因は、「性にふしだらであれば感染する」という類いのものではありません。これだけ感染率が高いと[5]、不特定多数との交際をしていなくとも、ごく平均的な交際関係・性交渉で十分に感染しても何の不思議もないのです。

ヤムリエノート・4

【ちょっと寄り道】です。

このまま、思わず「だから風俗に行ったことがない私であっても感染して当たり前です」と書きそうになりました。私もまた偏見にまみれているようです。

おわかりですか?

私の今の文章は、「風俗に行ったことがない〝健全な〟私も、性病にかかってしまったんですよ」という言い訳みたいなものです。「不特定多数とふしだらなことをしていたわけではないんです」という言い訳にも見えます。これは、例えば、風俗を利用している方、さらには性風俗産業で働いている方々に大変失礼な言い方ですよね。

私もまた、心の片隅に、「性風俗産業は悪……とまでは言わないけれど、とりあえず、社会的にはあまりほめられたものじゃないよナ。日陰の存在だ。大きな声では言えないけど、そりゃ風俗に行きまくってれば、性病にかかるのは当たり前だよナ。ある意味自己責任……つったら言い過ぎかナ」みたいな無意識の偏見が潜んでいるのだなぁと気づかされます。苦虫を噛みつぶしたような顔になります。

ささやき5 インフルエンザにかかった人が全員「不特定多数の人間が集まる映画館や人混みで大騒ぎしていた」とは限りません。ところが性病だと急に「どうせ不特定多数とふしだらなことをしているからだろう」という**偏見**をトッピングされてしまうのです。

「別に風俗通いしてたわけではないんですけれどねぇ（笑）」
「相手の女性だって風俗で働いてたわけじゃないんですよ（笑）」

私自身、ついつい言い訳しそうになってしまったことも、何度もあります。しかし、性感染症は、もっともっと一般的な病気です。その性質上、社会通念として、「性と同じように」秘匿されているに過ぎません。

病気というのは本人とその周りを苦しめるものです。それが「症状による苦しみ」だけであっても大変なのですが、性病のような病気は、「周りからの心ない言動」がさらに本人を傷つけることがあります。この差別は本当に根が深くて、私も、おそらく皆さんも、無意識にはまってしまっています。

「膀胱炎にかかってしまい泌尿器科にかかったら、ばったり会った友人に『泌尿器科ってことは性病かよ（笑）何、悪いことしたの（笑）』と言われたけれど、失礼な！　性病じゃないぞ！」

みたいなつぶやきをツイッターで見たことがあります。わかりますし、お察ししますが、しかし、別に、性病だとしたって一つの感染症に過ぎないんです。病院に行くことは悪いことじゃないですよね。無意識に「性病にされた自分が悔しい」みたいな流れになっていますけれどね。

話を元に戻しましょう。

今を去ること約20年ほど前。

私は、性病にかかりました。[6]

症状がほとんど出ない段階で、私は自分が性病かもしれないと気づきました。これには理由があります。じつは、交際していた相手が性病かもしれないと疑ったのがきっかけだったのです。

ある日、交際相手が「お腹が痛い」と言いました。その腹痛自体はさほど強くなかったのですが、腹痛をきっかけに展開した会話の中で、「そういえば昔、性病にかかってお腹が痛くなったことがある」という言葉がでてきたのです。

性病というのは基本的に外性器や尿道、膣への感染症です。症状として多いのは、尿道から少量の膿（うみ）が出るとか、かゆみが出るとか、女性の場合はおりものが増える、などです。お腹が痛くなるというのはじつはまれ[7]です。

ただ、その女性は、昔「腹痛」をきっかけとして病院を受診し、結果として性病が明らかになったのです。ですから、腹痛というエピソードから自分が昔性病だったことを連想したのですね。性病はそもそも本人の自覚症状が少ないので、たまたま別の理由で起こった腹痛が本人の記憶で強く紐づけされたのでしょう。

一連の会話の中で、私は不穏なことを聞き取りました。

ささやき6　まだ抵抗があるでしょう？　私もです。けれども、その先の「思考」へとたどり着きたいのです。正直この項を書くことを私は少し迷いましたが、偏見や社会通念を超えて、社会的タブーを感じるありふれた病気について触れておきたいと思ったのです。

ささやき7　**フィッツ・ヒュー・カーティス症候群**という特殊な病態でお腹が痛くなることはあります。何事にも「例外」はあるのです。

「あのときもらった薬、まだあるなぁ。……飲んだらこのお腹の痛み、よくなるかな（笑）」

私は驚きました。性病のときにもらった薬を、飲みきっていない？　まだ残っているの……？

「残ってるよ。飲み始めたけど、もともと症状もほとんどなかったし。お腹も治ったしさ。よく調べたけど、おりものも大丈夫だったから。おしっこも濁らなかったよ。だから半分くらいは飲まないでとっておいた。次にかかったらまた飲めるから便利だし（笑）」

私は、「あっ、それはまずいな」と思ったのです。実際に口に出してしまった[8]かもしれません。

じつは、性病に限らず、感染症というのは「病院からもらった薬を全部飲みきらないと、菌を倒せないことがある」という代表的な病気です。

病院からもらった薬は基本的に、**飲みきることを前提に処方されています。**[9]感染症だけでなく、ほぼ全ての薬において。

ところが交際相手は、二週間分もらった薬のうち、一週間ぶんまでは言われたとおりに飲んだものの、残りの一週間分は飲まずに「この先困ったときに備えて、とっておいた」のです。今はこれがまずいことだと知っている人はだいぶ増えてきましたが、昔はこの「薬をとっておく」というアイディアはとても一般的だった、という事情もあります。当時、ほかにも私の家族や知人を含めた多くの人々が、ときおり、医者から出された抗生物質を「次に

ささやき8　**デリカシー**がないですね。

ささやき9　とんぷく（頓服）というスタイルの薬や、一部の痛み止めは、「痛くなったら飲んでください、痛くなかったら飲まなくてよいです」という説明を受けることがあります。この場合、痛くならないと、飲まずに残ります。でも「○日ぶん」と出された薬は、**自己判断でやめてはいけません。**

かぜをひいたとき用にとっておいた」と記憶しています。
そういうことをしてはいけません。

ヤムリエノート・5

……今から書くことを世の中の人が知っている必要はないのですが、でも知っていたらきっと「おもしろい」[10]でしょうから、書きます。

性病のうち、クラミジアと呼ばれる病原体は、尿道などの細胞の中に寄生するという性質を持っています。そして、だいたい二週間くらいのサイクルで、細胞を出入りして、ときどき細胞外にも出てきます。すなわち、無数のクラミジアたちは、まるで見張りを交代するかのように、交互に細胞内と細胞外に分布しています。

そしてこれが重要なのですが、細胞の中にクラミジアがいるときは、医者が投与して患者が飲んだ薬は見事クラミジアに到達して、やっつけてくれます。けれども、細胞の外にいるクラミジアには薬が届かない[11]場合があります。

つまり、無数のクラミジアを全滅させようと思ったら、薬は「二週間ぶっ続けで」飲まなければいけません(当時)。一週間投与しただけでは、「たまたまその一週間は細胞の外にいたクラミジア」を倒すことができないからです。だいたい二週間のサイクルで全てのクラミジアが一度は細胞内に戻ってくる計算になります。

ささやき10 当事者である私にとっては至って深刻で、おもしろくもなんともなかったんですがね。

ささやき11 本当はもう少し複雑なメカニズムがあるのですが、本書では簡単に書きます。

薬というのは、「効くか効かないか」が思ったよりフクザツです。そこを十分に検討したうえで、医者や薬剤師たちは「これが一番効く」と判断して、種類を選び、飲む量もきちんと決めています。

薬はきちんと飲みきりましょうね。

さて、交際相手が「性病の薬を全て飲まなかったよ」と言ったことで、私は驚きました。同時に、「相手はまだ性病かもしれないな」と思いました。そのため、「もしかしたらまだ病気は治ってないかもね」と伝えながら[12]、毎日、おしっこをする際に、自分の尿道をまじまじと見つめることにしたのです。

それは20年近く経った今でも思い出せる、屈辱的な時間でした。

性感染症がありふれた病気で、単なる感染症であり、別に本人たちが「悪い」わけではないと、頭ではわかっています（当時私は医学生だったので、すでにこの辺りの知識は頭に入ってはいました）。しかし、心はそう簡単に納得できない。

毎日毎日自分の尿道を凝視する自分の姿に涙が出そうになります。

そして、残念なことに、観察をはじめてから一週間とちょっと……。

私は尿道の先にわずかに白く光る膿（うみ）のようなものを見た、思いがしました。

わずかに、です。

排尿時に、瞬間的に。

ささやき12 それでなくても若くて**多感な時期**です。私はこのひとことで相手に嫌われ、しばらくして交際は終了しました。デリカシーがなかった私が悪いんですが、しかし、この場合、どうやって相手に伝えればよかったのか？　今でも正解はよくわかりません。

驚いて、もう少しはっきり見たいと思うのですが、排尿を続けると尿はあっという間に黄色透明に戻ってしまい、それっきり「白いにごり」は見ることができません。

こっちだって油断してますからね。「まさか濁らないだろう」と思っていたので、まず第一に、自分の目が信用できなくなるわけです。

「しまった……気のせいだったかもしれない。けれどももしかしたら本当に、少量の膿を見つけたのかもしれない。今のはどっちだったんだろう」

今の私なら、このタイミングで、例えば、「Q助」を使うでしょうか。

使うわけがないです。

「自分に限って、性病ではないはずだ」という正常化バイアス[13]がありますし。

交際相手が性病を治していないかもしれないと知って、自分の尿がちょっと気になって、そしたら膿がちょっとだけ見えた、気のせいかも……。この程度の訴えで、病院になんか行けません。

「だって病院に行くのって恥ずかしいし。自分の症状に自信もないし……」

私はそのとき確かにそう思いました。この頃のことははっきりと思い出せます。それだけストレスがかかっていた時期だったのです。

いいですか、皆さん。

ささやき13　何ページか前の脚注に「楽観性・思い込み」として出てきましたよ。覚えていらっしゃいますか?

病院に行くのは恥ずかしいことではありません。
けれども、特に性関連とか、ナイーブな場所の病気を疑うとき……。
あるいは、まだ病気だと決まってないいんだけれども、自分が心配だ、程度のとき……。
人間は、たぶんかなりの確率で、「恥ずかしい」と思ってしまうのだと思います。

もうね、これはね、本能ですよ。「いや恥ずかしくないです。病院へ行きましょう」なんて、軽々しくは言えません。私も経験者ですからね、きれいごとはやめましょう。

代わりに、せめて、「論理的に病院に行くタイミング」だけは外さないように、知恵をつけておくしかないと思うんです。

＊　＊　＊

私の思い出話を続けます。私は考えました。

「いくらなんでも、たった一度の、『膿が出たかもしれない……』では病院には行けない……」

「交際相手とはお別れした[14]……」

「もしここですぐ次の相手とお付き合いしたら、その人に性病を移す可能性がある……けど……とても今の精神状況で次のお付き合いとか考えられない[15]……から、ひとまず、性病だとしても次の相手に移す心配は今はしなくていい」

「だから大切なのは……**経過観察だ！　様子をみるんだ！**[16]」

「じっくり様子をみて、もう一度膿がでたら、そのときはもう、病院に行こう……」

ささやき14　お察しください。

ささやき15　お察しください・2。

ささやき16　「**再現性がある**」かどうかというのは、医学的な根拠としてはとても大事なのですよ。でもお察しください。だって、「もう一回ちんちんの先から白いものが出るかどうか」ってことですよ。もうつらくてつらくて。

そして、最初に「膿かもしれないもの」が出てから、6日後。

また出たのです。しかも今度ははっきりと。

「ちょろ」くらいの量が。排尿時の最初に。


排尿時の最初に出る、ということは、たぶん、尿道の粘膜から浸みだした微量な膿が、尿道に溜まっていて、それが最初に押し流されるのでしょう。だからいったん排尿を始めると、尿自体はもとの色に戻ってしまう。

私は、男性の性病患者がなかなか自分の病気に気づかない理由を、身を以て知りました。


「これは気づかないわ……普通は……」

「男性が自分で気づくとしたら、それは膿が比較的多いか……かゆみが強いか……[17]女性のほうが気づいて、男性に教えるパターンじゃないと無理だろうなぁ」

「というか女性も、妊婦健診でもない限り、気づけないだろうな……」

「ああ、だから、交際相手は、自分の性病がまだ治ってないことに気づけなかったんだよなぁ」


私は覚悟を決めました。というか、まだ迷っていてもよかったのですが、さすがに毎日尿道を見続ける暮らしに疲れていたのです。

私は病院を探すことにしました。**ヤムリエはじめての病院選び**は、悲しいことに、[18]性病だったということです。

ささやき17 当時も今も、クラミジアはけっこうな高確率で「淋菌」と一緒に感染します。クラミジアは症状が比較的おとなしいのですが、淋菌は症状が「少し強い」ので、ときに膿や排尿時の違和感、わずかなかゆみが気づきやすくなります。けれどもこれはケースバイケースです。

ささやき18 これだって偏見です。わかって書いています。私は今、当時の苦しかった自分に**完全に憑依**しているので、こういう書き方になります。

性病の検査には、画像検査（CT、MRI）は必要ない。

大きい病院でなくていい。

一般的な内科でもいいが、「尿に異常が出たので来ました」と最初の診察で告げるわけだから、やはり「泌尿器科」がいい[19]だろう。

そして……僕の出身大学（北海道大学）の近くはだめだ。知り合いがいるかもしれない。部活の先輩とかがいたら最悪だ。[20]よし！　家からも大学からも遠いところにしよう。


私が総論の中で、「家や職場から近いところがいいですよ」と書いたのを覚えていらっしゃいますか？　そのほうが便利だから。コストもかからないし。

けれど、このときの私の考えは、逆ですよ。自分のテリトリーに近いところで、性病で病院に通うなんてあり得ない、と思っているわけです。

……無理もないですよね。

けれど、この判断は、結局、私を疲弊させます。


一度で終わると思った受診は、なんと合計四度に及ぶのです。

性病ですよ。薬でスパンと治してくれって思うじゃないですか。しかし、

薬は、ぜんぜん、効かなかったのです……。

ささやき19　女性なら**産婦人科**でもいいでしょう。男性の場合は**泌尿器科**しか選択肢がありません。

ささやき20　くり返しますが今の私なら「**それがどうした**」です。しかし、当時の私は、性病関連で知り合いがいるところになんて絶対行きたくなかったのです。行ったらばかにされるとすら思っていました。そんなわけないんですけれども。医者は医療行為を行う相手は「症例」として見ているのであって、そこに個人的な思いなど乗せないんですけれども、ね。

「耐性菌」という言葉をご存じでしょうか？

抗生剤が効かない菌のことです。

菌に薬が効かなくなる理由はいっぱいあるのですが、今一つ申し上げられることは、「一度抗生剤と中途半端に闘った菌は、その抗生剤に対する耐性を獲得している率がぐんと上がる」ということです。

＊　＊　＊

先ほどの、私の元交際相手の話もそうなのですが、性病のときには「きちんと決められた量の薬を最後まで飲みきる」ことが極めて重要です。ところが、症状は軽いし、将来また性病にかかるかもしれないという不安もあるし、薬をとっておこう！　みたいな誘惑が強くて、なかなか最後まで薬を飲みきる人の数が多くない[21]んですよね。

クラミジアとか淋菌というのは、誰かの体の中で、いくどとなく、「中途半端な治療」を受けて、それを生き延びて今日に子孫を残しています。こいつらは言ってみれば「歴戦の勇士たち」。そんじょそこらの薬はなかなか効かない。

変な話になりますが、仮に交際相手が二週間薬を飲みきっていたとしても、その薬は効かなかった可能性があるのです。その場合は、二週間後に再び病院を訪れて、そこで「薬が効かなかった判定」を受けて、医者の二の矢を待たなければいけない。

医者は常に二の矢、三の矢を持っている、という話もしましたね。

性病の患者はですね……この、二の矢、三の矢までなかなかたどり着かないんです。

ささやき21　じつは現在、この「薬を最後まで飲みきらない人」への対策が進んでいます。昔は二週間飲み続けなかった薬が、今は「最初の一日にがちっと一度飲んだら、後はそれが二週間効き続ける」に変わっていたりします。薬局で、「絶対最後まで飲んでください。そうしないと全然意味ないです。再発します」と注意喚起をしていたりもします。でも……それでも、**耐性菌の問題**というのは（別のメカニズムもあるため）未だになくなりません。

だって、病院行くのが恥ずかしいじゃないですか。

一度行って、薬もらって、症状が落ち着いたら、もういいやってなるでしょう？

でもそれって、治ってないことがあるんですよ。というか、その確率は結構高いんです。


二週間後に病院を訪れた私は愕然としました。

淋菌は治っていたのですが、クラミジアが治っていなかったと伝えられたのです。

「さあ、次の薬を飲みましょう。でもこれも効かないかもしれません。そしたら二週間後に、また別の薬を出します。これらを順番に試していれば、どれかは効くと思いますからね」


私は、うっかり自宅からも大学からも離れた病院に、二週間毎に、合計四回通いました。手間はかかるし、心は毎回折られます。

四回目の外来で、「おっ、効きましたね」と言われたときの、うれしかったこと……。最初の受診からは一か月半が経過していました。

「よかったよかった。これで市原君も勉強になったよね。もう性病のことは忘れないんじゃないかな。ははは」

主治医は言いました。

ええ、そうなのです。

最初に病院を訪れたとき、「あっ」と思ったそうです。私は気づきませんでしたが。主治医は、私のことを、よくご存じだったのです。なんでも、大学の中で学生実習中に、見かけたことがあったのだとか。

それも、病理の講座に出入りする熱心な学生で、何かの折にプレゼンをしていたところを見て、よく覚えていたのだとか……。

私は結局、知り合いに会いたくないと思ってわざわざ遠方の病院に通ったにも関わらず、知り合いに会ってしまい、複数回通う手間によって体にも財布にもダメージをため込んでしまうはめになりました。

最初から、通いやすい近場で済ませておけばよかったな。

ただ、その泌尿器科医は、私の「性病」のことをひとことも責めませんでした。悪いコトをしたんでしょ、なんてデリカシーのないことも言いませんでしたし、きちんと説明をしてくれました。薬を出して効かなかったら次の矢があるぞ、という話まで教えてくれました。

結果的にはこの病院[22]でよかったんです。

あの。

恥ずかしい病気、なんて、本当のところ、ありません。

病院通いが恥ずかしいと思う必要はないです。

ささやき22　あるクリニック（開業医）でした。今でも場所を覚えています。

私はそう、強調したい。けれども、人間ってのはなんと言いますか、理屈じゃない部分で、例えば、シモに関係する病気とか、ナイーブな場所に関係する体調不良を「恥ずかしい」と思ってしまいます。それは事実。誰より私がよく知っています。

けれどもそれをわかったうえで、あえて申し上げたい。

少なくとも主治医や、医療スタッフは、あなたのことを「恥ずかしい人だ」なんて、まったく思っていません。乱暴な言い方をすれば、「いち症例」としか思っていません。

それくらいは、心に留めておいてもよいかな……と思うのです。

＊　＊　＊

蛇足ですが。

元交際相手はその後、ご結婚・ご出産をされました。元気なお子さんを連れて散歩されているところにばったり出くわしたことがあります。お互い病気を治せてよかったね、と思いましたが、さすがに口には出しませんでした（大人になりました）。

もう一つ。

私の主治医は私が「病理に興味のある学生」だと知っていたので、「せっかくだからこのプレパラートを見てみたらいい！」と、**優しさ**をくださいました。

私は、自分に感染していた双球菌（淋菌）を、自分の目でみることになりました。[23] その後紆余曲折あって、「病理診断科」という、一部の限定的な感染症を除くとそれほど感染症診療と関与しないはずの科にいながら、ときおり感染症の勉強会に出たり、感染症のアトラスを買ったり、看護学生向けの性病啓発イベントで講師を務めたりと、密かにこの世界での勉強を深めているのです……。

ヤムリエの作法

・性病というのは「感染症」の一つに過ぎず
・けれどもなぜか「性病」だけがタブー視（それは間違い！）
・「性にふしだら」と性病の因果関係はうすい
・病院からもらった薬は全部飲み切ることが大事
・「耐性菌」は百選練磨のサバイバーだからです

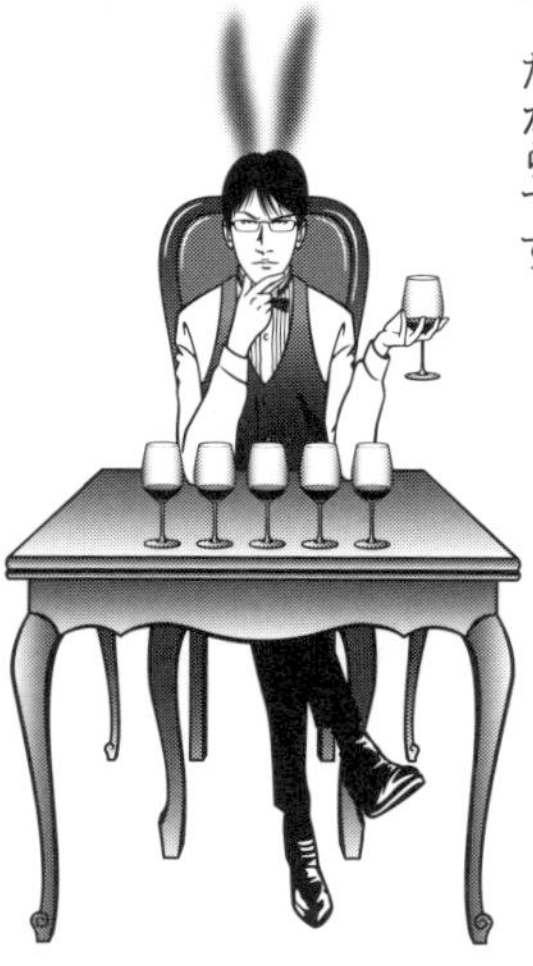

ささやき23 忘れもしません。

10. 人は城　人は石垣　人は堀
がんで病院にかかるということ

引き続き、「私の体験談」[1]です。

私は今まで、自分のがんを治すために病院にかかったことはありません。

しかし、**私は今まで、おそらく何度も何度もがんにかかっています。**

まずは、そういう話をします。ぜひ、気楽にお読みください。本章は「がん」の話ですから、構えて読んでしまいそうになるかもしれませんが、できれば私はこの話を「身近に」感じていただきたいのです。

皆さんが知りたがる知識というものは、テレビCMの題材にされやすいものです。先日、テレビを見ていたら、

「日本人の2人に1人ががんになる時代です」

ヤムリエのささやき

ささやき1　ま、先を読むとおわかりですけれど、一部の方は「ずるいよ！」と思われるかもしれませんん……が、うそは言ってません。

という声が聞こえました。

これは本当です。ウェブサイト「国立がん研究センターがん情報サービス」[2]によれば、「**われわれ人間が生涯にがんに罹患する（かかる）確率**」は、男性ではじつに62％。女性でも47％だそうです。確かに、男女合わせてだいたい2人に1人は、生涯一度以上、がんにかかるということになります。

ただ、この数字には注意が必要です。これは正確には、

「**生涯で一度以上、がんと診断される確率**」

を表しています。

例えば、「がんにかかっても、見つかる前に、自然に治ってしまう」場合は、がんとは診断されないかもしれません。

「がんにかかっても、がんが大きくなる前に、ほかの病気で先に亡くなってしまう」場合も、がんとは診断されないことになります。[3]

先ほどの「男性　62％、女性　47％」という数字は、少なくとも現代の医療が「がんだ」と見つけたものを根拠にはじき出された数字であり、細胞レベルの微小ながんや検査が行われずに見つけられなかったがんについては、数字にのぼってくることはありません。

なぜこんなことを細かく申し上げているのかと言いますと……。

ささやき2　文中の数字は２０１４年の統計データを基にしたとのこと（https://ganjoho.jp/public/dia_tre/knowledge/basic.html・閲覧日：２０１８年８月９日）。

ささやき3　厳密にはこのあたりをきちんと考えて分けた医学統計というのもあるのですが、私たちが感覚的に理解するうえでは少々難しいですので、本章では話を簡単にしておきます。

じつは、**体内のがんは、今この瞬間にも、私の体の中で次々と生まれている**、と推測されているからです。

あくまで理論的に推測しただけの話なのですが、「私たちの2人に1人ががんにかかる」というのは「発見されて問題になるケース」であって、実際には「ほぼ全員が生涯のうちに何度かがん細胞を体の中に有している」ということを最初に申し上げたかったのです。

えっ！　じゃあ私は今、がんを持っているかもしれないの！　こわい！

……とならずに、先をお読みください。無闇に恐れる必要はありませんので。

がんは、まだ小さく人の目に触れないような小規模の段階で、体内の免疫によって打ち滅ぼされることが多いと考えられています。また、あたかも「川中島の戦い」のように、免疫と拮抗して勝ちも負けもせずに停滞してしまうこともあるようです。

つまり「がんが発生したら必ず命に関わる」というのは間違いで、むしろ「がん細胞は初期に免疫によって倒されたり、あるいはなかなか育たないことが多い」のです。

でも、長く生きてきますと、体内に発生したがんの「ごく一部」が、人体の防御を全て打ち破って、人間の目に見えるサイズ、さらには人体に悪影響を及ぼす規模まで育つことがあります。そのようなものだけが、病院でがんと診断されたり、人間の健康に害を及ぼすのだと言われているのです。

がんの「芽」に当たる細胞は、実際に現代の医学が発見できるようなサイズまで大きくなるのに、15年とか20年といった長い時間を要するのだそうです。私は今40歳ですから、将来私が戦わなければいけないがんが、今この瞬間に生まれてじわじわと爪を研いでいてもまったく不思議ではありません。

恐れるな、とは申しましたが、まぁやはり、怖いですよね。

私にも、あなたにも、今まさに、体内にがんがいくつかできているかもしれないというのですから。

けれどもそれらは、体内の免疫という警察によって、誰も気づかぬままに密かにやっつけられているのです。

人体というのはそもそもがんを含めたあらゆる病気を打ち破る能力を持っているのです。その強力な防御システムも、長い年月を経ると、ときにミスを犯します。防御をすり抜けるようなしたたかな敵もあらわれてきます。

このため、「がん」という病気は、年齢が上がれば上がるほど、発見される率が高くなるのです。

最初に、本章は「私の体験談です」と書きました。

私はいまだかつて、病院で「がん」を発見されたことはありません。

それでも、「がん」というのは極めてありふれた疾患であり、じつは問題にならないだけで、あなたも私も体の中に必ずがん細胞を持っています。しかもその多くは「生涯にわたり、あなたの健康を害さない可能性が高い」。

ですからがんの話というのは人類全てにとって、「広い意味での体験談」[4]になるのです。

必要以上に恐れず、正しい知識を持つべきです。

かつ、ここぞというときには、人類の英知を結集して戦わなければいけないくらい強大な敵でもあります。

* * *

がんのことをもっと知りましょう。

がんとはすなわちあなたの一部です。敵でもあり己でもある。

敵を知り己を知れば百戦危うからず、と言いますが、がんを知るとはすなわち、敵も己も知ることにほかなりません。

敵だけを勉強するとか、己だけを省みるよりも、お得でしょう?

だからきちんと知っておいたほうがいいのです。

私たちの体内には、ブルゾンちえみいわく「60兆」[5]の細胞が含まれています。このほとんどは生涯のうちに何度も入れ替わります。新陳代謝をしているのです。私はよく、人体を大きな街に例えますが、その街では水流によって物資が運ばれるだけではなく、毎日新たな生命が生まれて育っています。長い年月を経ても、八百屋は八百屋のまま、書店は書店のまま営業を続けていますが、中で働く人たちは常に世代交代を続けていくのです。[6]すなわち、胃

ささやき4　ね?　ずるいでしょ?

ささやき5　学者によって、数兆から数百兆まで幅があります。正直多すぎてよくわからない、ということです

ささやき6　「人間」と「街」とは本当に類似点が多く、私はこのたとえを用いるたびに、ああ、街とは生命なのだなぁと感心します。

も、腸も、肝臓も、膵臓も、そこにある細胞たちは常に新しいものに入れ替わり続けていきます。

街のたとえを続けます。トラブルが多い職場の店員さんというのは次々やめていきます。そのため、人を雇う立場の方々は、「職員がやめてもすぐ代わりが見つかるように」と、求人をいっぱい募集します。

人体もこれに似たところがあり、「トラブルが多そうな場所」では、細胞の生まれ変わるスピードがとても速くなります。それはどこかというと……。

外界からの異物が通り過ぎる場所。人体と外界との接点に当たる場所です。

外界との接点というと、「皮膚」を真っ先に思い浮かべます。事実、皮膚は、角質が垢となって毎日剥がれ落ちていくように、新陳代謝が非常に激しい部位です（外から来た刺激を垢ごと払いのけているわけです）。けれども、外界の接点は何も皮膚だけには留まりません。

胃でいえば、粘膜の部分（食べ物がこすれる部分であり、胃酸が放出される部分）。

肺でいえば、気管支のさきっぽや、肺胞（気体が入っていく小部屋）。

乳腺でいうと、乳管（乳汁が通る部分）。

胃の粘膜なんてものは、口の中に入ってどんどん進んでいった先にあるわけです。私たちの感覚からすると、「ずいぶん奥まった洞窟の先にある」ようなイメージがありますが、その洞窟を進んでいく探検隊（病原体や食べ物）にしてみれば、消化管の粘膜は、「（病原体が）体内に侵入しようとする際に最前線で邪魔をしてくる存在」であり、「（食べ物が）体内に取り入れられる際に最前線で手続きをしてくれる仲間」に相当します。

このような外界との接点には「何かを表面に分泌して外界からの刺激を防御したり、逆に栄養や酸素、水分などを吸収したりする働き」を持った細胞が必要となります。最前線で外界と交渉したり戦ったり仲良くしたりする細胞。これらをまとめて「上皮細胞」[7]と言います。

上皮細胞は生体内でもっとも新陳代謝が早く、次々と代替わりします。それだけ激しい仕事をし、ダメージも蓄積しやすいということです。街のたとえでいうと、上皮細胞は次々とやめていき、あらたに募集される最前線の職員に当たるのです。

そして、激しく募集をくり返していると、ときおり「チンピラ」みたいな細胞がそこに紛れ込むことがあります。

チンピラがあらわれる条件はいくつかあります。環境が荒れていればそれだけチンピラは生まれやすくなります（人間社会も一緒です）。**周りでいつも戦争のようなことが起こっているとそれだけ新陳代謝が早くなり、細胞が新たに配置される速度があがり、結果として、「エラー」が紛れ込む率も高くなります。**[8]

ただし、まったく環境が荒れていなくても、チンピラというのはある一定の確率で生まれてきます。

なんと申しましょうか……、

細胞は常にサイコロを振っている、

と申し上げたい。

ささやき7　最前線にあるのだから「前皮」とすればイメージが合うのですが、なぜか昔から「上」という言葉をあてはめられています。

ささやき8　人体では「炎症」がこれに近いです。

神はサイコロを振らない、はアインシュタインでしたっけ。

残念ながら人はサイコロを振るのです。それも生きている限りずっと。

私たちは全身各所に無数のサイコロを持っています。最前線で求人募集がかかるたびに（細胞が新陳代謝をするたびに）、サイコロが振られます。サイコロには数千数万の「面」があり、そのほとんどには「ふつうの職員が来てくれる」と書いてある。

ところが、サイコロの無数の面のうち、一つとか二つくらいには、「ちょっとおかしい奴が来る」なんて書かれている。この外れが出る確率は極めて低いです。

でも、サイコロを振る回数がとても多いので……。全身で毎日、何億という細胞がサイコロを振ると、どうしてもいくつかは「おかしい奴が来る」という目が出ます。

おかしい奴（チンピラ）が悪さをしようとすれば、体内にある警察（免疫）が処理をします。おいそんなところにいたらだめだろう。

チンピラは取り締まられます。

ほとんどの場合、取り締まられます。

それでも、無数の「取り締まり」の中で、低確率で、あるチンピラがその捜査網をすり抜ける。

すり抜けて、チンピラのまま、勢力を拡大します。徒党を組んで、じわじわと、世間の目をかいくぐりながら、代替わりまでして……。

何万何億というサイコロ投げ。

ヤクザと警察とのにらみ合い。

ときに、体内に火事（炎症）とか犯罪（感染）が起こると、サイコロの面に書かれている内容が少し変化します[9]。「おかしい奴が来る」と書かれた面の数が増えます。またサイコロを振る回数自体も増えていきます。

このような、「基本的には安全なギャンブル」をくり返し、ときにあらわれるチンピラにも適切に対処しているのが、生命であり人体です。

このギャンブルはほとんどの場合「現状維持」です。しかし、まれに、「がんができて広がる」ところまで行ってしまいます。

低確率をすり抜けすり抜け、ついにヤクザたちが日本を全部攻撃するような段階に来るまでには、途方もない回数の「サイコロの悪い目」が出なければいけません。けれども、実際に体内では、途方もない数の細胞が、毎日途方もない回数サイコロを振っているのです。

ですから人間は、高齢になればなるほど、がんが見つかる可能性が増えます。

今40歳の私の体内にも、おそらく100%がんができています。しかし、それらはたいていチンピラ止まり。かなりの確率で警察に倒されます。でもこの先、年齢を重ねるごとに、このがんを「不運にも倒せない確率」が少しずつ増えていくということです。

ささやき9　「肝炎ウイルスに感染すると肝細胞がんの発生率が増える」「ヒトパピローマウイルスに感染すると子宮頸がんの発生率が増える」「ピロリ菌に感染すると胃がんの発生率が増える」などはこれに相当すると考えられています。

皆さんの頭の中では、「がん」という得体の知れないものが、少しずつ、ヤクザの構成員とか、悪の軍隊のようなイメージになっているでしょう。

私は、そのイメージをとても大事にしています。

そして、がんが悪の軍隊なのであれば、それを倒す方法、あるいは倒せないまでも小康状態を保ってのらりくらりとやり過ごす方法は、思ったよりフクザツだぞ、ということを一緒にイメージしていただきたいのです。

＊　＊　＊

ひとことに「がん」と言っても、その軍隊の規模はまるで違います。

人体という街を踏み荒らす悪の軍隊。これをイメージするうえでは、日本の戦国時代のことを思い出してみるとわかりやすいかもしれません。

戦国大名・織田信長が戦った相手は、大軍ばかりではありません。

もちろん、今川義元や武田勝頼のような大名を討ち滅ぼしたこともありますが、浅井・朝倉のような、明らかに自分たちよりは小規模の軍隊だが、深謀遠慮やゲリラ戦法によって非常に苦戦した相手とも戦いましたし、比叡山の僧侶たちのように「普通は大名に害を及ぼすようには思えない見た目の人たち」にも苦戦をしました。歴史に残っていないような小さな一揆を鎮圧したこともあったでしょう。

がんとの戦いもこれとまったく同じです。

まず、「あなたは胃がんです」と言われると、グサリとショックを受けてしまう。これは人間であれば当たり前のことです。そういうものですからしょうがない。

しかし、その胃がんが、小さな村から勃発した一揆程度の規模であれば、大軍を差し向けて一気に鎮圧することは容易です。

というか、必要以上に大きな軍隊を使役すると、お金も米も必要になり、周囲の民家や畑に対する損害だってバカになりません。

ですから「相手に応じて鎮圧部隊を小規模に抑える」ことが重要となります。

これは「早期がん」とか「表在がん」などという言葉10で表されるがんの場合です。規模の小さいがん。

これに対し、同じ胃がんでも、すでに大軍を有しており、あちこちに伏兵を偲ばせており、近隣の諸国もすでに攻め落としているようなタイプの「手強い敵国」である場合は、戦法を変えなければいけません。

強国に対し、むやみやたらと本陣を全軍で攻め落とすような戦法をとっても、潜んでいた伏兵に自分たちの城を落とされてしまうかもしれません。

金をかけ、時間をかけて大軍を投下しても、泥沼の長期戦で国土だけが荒れ果てていくということも考えられます。

一方、武田・上杉の川中島の戦いのように、双方が大軍を要しながら対峙し、かつ、お互いに決め手を欠くまま膠着して、結果的に大きな破壊も損害も被らないままに年月が過ぎて

ささやき10　臓器ごとに非常に細かい定義があります。ここでは詳しくは述べませんが、本来は「**早期がん**」と「**表在がん**」を並列で書くことすらためらわれるくらいです。がんの種類、発生した場所などによっても定義が異なりますので、ここでは詳しい説明を省略します。

いく、というパターンもあります。

そう、敵が大軍なら必ず国土が滅ぼされるというわけではありません。要はケースバイケースです。諜報活動によって敵の勢力を見極め、自軍のキャパシティを十分に知り、国土がどれだけ疲弊しているかも加味しながら、将軍や軍師たちが毎回きちんと戦略を練るのです。

これが「がん診療」です。

たとえ話が多くなったので、実際の医学用語を使って書いておきましょう。

【がんが発見されたとき、そのがんのサイズが小さく、周囲に浸潤する[11]程度が小さく、近傍への転移[12]や遠方への転移[13]が見られない場合】

がんの原発巣を完全に切り取る、あるいは、がんの原発巣プラス周囲の組織を広めに切り取ることで、がんを根絶することができるかもしれません。

そのために行うのが外科手術です。

がん細胞は目に見えないサイズで周囲に散らばります。ですから、肉眼で確認できるカタマリの部分だけを切り取るのではなく、周囲への浸潤や微小な転移を加味した範囲を切り取る[14]ほうが効果的ではないか、と考えられており、実際に医学統計は「たいていのがんではそうだ」というデータを出しています。

ささやき11　攻め込んでいくことです。

ささやき12　軍隊を分けてゲリラ的に兵を潜ませているようなものです。がんのリンパ節転移というのは多くがこれです。

ささやき13　ゲリラが各所にアジトを形成して、同時多発的に火の手をあげているような状態と考えます。大腸がんでいうと、ときが経つにつれて肝臓とか肺などに転移することがあります。

ささやき14　軍隊が放った斥候とかゲリラ部隊を放っておいて本陣を叩いても、いずれそのゲリラ部隊が新たな敵となって復活してきては困るのです。

【がんのサイズが大きかったり、見た目のサイズは小さいけれども周囲へのちらばりが激しかったり、転移をくり返したりしている場合】

このとき、がんの原発巣だけを切り取っても効果は薄い[15]というデータが示されています。がんが転移していたり、あるいは目に見えないレベルで潜伏している可能性が高いときには、抗がん剤を用いた治療で全身のがん細胞を同時に攻撃する、というひと味違った治療法を選択します。

すなわち、がんは、規模や進展範囲によって対処法がまったく変わります。がんだと診断してしまい、ではなく、その病期（ステージ）を決め、細かい性状判定をして[16]はじめて、最も効果的な治療を選択することができます。

また、がんの治療は人体の一部または全部を巻き込むものであり、人体自体に現在どれほどダメージがあるか、他の病気などによって人体の余力が削られていないかを判断しないといけません。ですから、がんの治療の前には、心臓や呼吸機能の検査[17]などを細かく行います。

もちろん治療法は多岐に亘ります。手術だけではありません。抗がん剤や放射線治療など、敵の性格や分布に応じて、繰り出す武器を変える必要があります。抗がん剤にもさまざまな種類があり[18]、どれが一番効果的なのかを検討する必要があるのです。

そのためには、がんの勢力だけではなく、がん細胞そのものの性質（顔つき）を調べると

ささやき15　あたかも本能寺で織田信長が討ち取られても、その後残存した兵力を率いた豊臣秀吉が天下を統一したように、「目に見えて大きな部分」だけを取ってもあまり意味がないのです。本陣を攻め落とすべきかどうかは、そのがんの性質や規模に応じて、慎重に検討しなければいけません。

ささやき16　敵の軍隊を調べ尽くすのです。

ささやき17　自らの国土を把握しないと、戦争で敵軍を打ち倒したはいいが、自国の国民まで戦渦に巻き込み滅ぼしてしまった、ということが起こり得ます。

ささやき18　長篠の戦いで、織田軍は「鉄砲」を選択しました。武田軍は「騎馬」でした。戦争にはほかにも「歩兵」もありますし、兵糧攻め、水攻め、政略結婚（！）などという選択肢もあります。味方の軍隊を知ることも重要ですね。

効果的です。

がんの大半は上皮細胞が世代交代する過程で生まれてきますが、このとき、「がん」という一種類の細胞が生まれてくるのではなく、「胃粘膜の上皮に似た性質を持ったがん」とか、「肺胞上皮に似た性質を持ったがん」のように、発生した部位、さらには個人差で、多彩な姿を取り得ます。

例えば、胃粘膜の上皮は「腺上皮細胞」の性質を持っています。胃から発生するがんの大半は「腺癌」[19]です。これに対し、食道粘膜の上皮は「扁平上皮細胞」で、食道から発生するがんのほとんどは「扁平上皮癌」です。

生まれる場所に応じて、性質も変わる傾向があります。ただこれらの対応は100%ではありません。

同じ胃の腺癌であっても、より胃粘膜の性質がはっきり出ている高分化型管状腺癌というのもあれば、あまり胃粘膜っぽくない低分化腺癌というものまで多彩です。食道からは扁平上皮癌だけでなく腺癌が出てくることもあります。

これらは顕微鏡を用いてはじめて確認することができます。[20]

細かいな、難しいな、と思われるかもしれません。

けれども「がんとの戦い」とは、まさに戦（いくさ）。

兵士の数だけでは勝てません。将軍がきちんと統率をして隊列を組み、兵力を効果的に活用しなければいけません。情報戦でもあります。敵を知り己を知るのです。そして軍師が必要です。策略が間違えば大名が討ち取られるだけでなく、国土もずたぼろになってしまいます。

ささやき19 突然、がんが「癌」と漢字になりましたが、これは校正のミスではなく定義に基づいて書いています。あまり気にしないでください。私は正直、全部ひらがなでいいじゃないか、と思っています。

ささやき20 武田の軍隊の中には「赤備え」と呼ばれる部隊がありました。自分の所属・出身を明らかにし、誇りをもって赤い鎧を着ている部隊を外から見ると、ああああれは武田の赤備えだなぁと一目瞭然です。一方、農民に姿をやつしてゲリラ活動する部隊もいたでしょうし、本願寺の僧兵たちのようにそもそも兵装に身を包んでいない戦闘集団もおりました。
がん細胞の性状も一緒です。遠くからのぱっと見ですぐ判断できる場合もあれば、詳しく顕微鏡で見てはじめて細胞の性質が明らかになる場合もあります。

＊　＊　＊

これらを踏まえたうえで、「自分や大切な人ががんだと診断された」とき、どのような病院を選ぶかについて、私の意見を申し上げます。

がんと戦うというのは「複雑な戦争」です。

・「手術の腕がよければ治る？」　↓とは限りません
・「抗がん剤は体に毒だ？」　↓使い方によるとしかいえません
・「がんと戦うな？」　↓ケースバイケースだろとしか思えません
・「丸山ワクチン？」　↓一種類の鉄砲が全ての戦場で効果をもたらすわけがないのです
・「肉食ががんの原因？」　↓チンピラが生まれ育って倒されて、数十年に及ぶ「ギャンブルの歴史」の中で、たかだか「肉食」ごとき一要素が決定的な原因になるなんてナンセンスです
・「奇跡の水？」　↓サイコロの面一つすら動かせないでしょう

戦国時代のたとえで言うならば、戦争に「完全勝利」というのはなかなか達成されません。

どうしても国土はダメージを受けるし、敵は討ち漏らします。ただし敵の規模によっては完全に勝ちきることはできます。また、敵が強大であっても、戦力をうまく拮抗させて、国土へのダメージを最小限に抑えながら、都市を守り続けることもあります。

すなわち「がんと戦う」ためにはこちらも総力戦で、知恵を絞る必要があります。

がんと戦ううえで、

最も重要なのは患者の「体力」

です。これらは兵士の数に相当します。将軍がいかに優れていても、がんがたとえ小さかったとしても、兵士数が少ないと戦争を有利に運ぶことは難しくなります。ですから、まず、

患者の体のことを第一に考えてくれる病院を選ぶ。[21]

そのためには「主治医とコミュニケーションをとれること」、及び「主治医という将軍と一緒に戦う情報部隊（画像検査や血液検査を担当する人々）や、軍師（腫瘍内科医や病理診断医）、兵糧を担当する人（管理栄養士）、傷ついた兵士を癒やす人（理学療法士など）、さらには兵士の悩みを聞きながら軍隊を維持し続ける人（看護師！　超重要）」などの医療スタッフが充実していることが望ましいです。

ささやき21　当たり前だと思います。けれども、中には、「がんが100%消えますよ」とか、逆に「がんとは絶対戦ってはだめですよ」みたいに、「がん」しか見ていない人がいますね。敵の軍隊ばかり見てないで、患者を見ていただきたい。兵士すなわちその国の人です。**「人は城、人は石垣、人は堀、情けは味方、あだは敵なり」**。

では、病院は大きければ大きいほどいいのか？　そうとも限りません。優秀で目のつけどころがよいスタッフがある程度の数そろっていれば、医療は「兵法」[22]に基づいてきちんと進めていけるからです。じゃあそんな「優秀なスタッフ」をどう見極めたらいいでしょう。そこは、「餅は餅屋」かな、と思います。

医者に相談してみたらいいんですよね。

かかりつけ医がいるならば、そのかかりつけ医と十分に相談し、戦争を有利に運ぶにはどの病院がいいかを話し合いましょう。また、かかりつけ医がいない人は、いきなり大学のようなでかすぎる病院に行くより、きちんと日中に外来で話を聞いてくれそうな、自分の家にほど近い、中規模な病院にまずはかかってみればいいです。どうしても大軍を動かさなければいけないと判断されれば、そのときはじめて大学病院を紹介してくれるから、心配は要りません。

小さなクリニックとか、中くらいの規模の病院では不安だ、という方もいらっしゃるでしょう。確かに、交戦そのものはある程度戦争に慣れた人に任せたほうが安心[23]かもしれません。けれども、戦争という非日常においては、軍隊が交戦しているときだけではなく、その前後で市民が日常生活を続けていけるようにとりはからう（日常を維持する）ことも、とても大事です。そのことを忘れてはいけません。本当に。

大きな戦いが終わった後で引き続き街の暮らしを維持する目的で、通いやすくて話のしやすい身近な専門家[24]と関係をつないでおいたほうがいい。私はそう思うのです。

ささやき22　統計学的なデータ（エビデンス）に基づいた**標準治療**です。

ささやき23　がんの診療経験が多い病院のほうが戦略を練り慣れているということです。

ささやき24　地域のクリニックとか小病院を介して大きめの病院に行くことで、経過を通じてその両方のよいところを得ることができるということです。

さて、戦争というのは常に勝てればいいですが、相手が大軍のときには「国土を長く平和に保つ」ことを最上の目標として掲げておくべきです。そもそも敵の軍隊をゼロにするのが目的ではないんです。国土を安全に保ち続けることが一番大切。

その際、「勝った・負けた」という結果が出てから動くと後手に回ってしまいます。「これから戦争だが、戦闘の結果はともかくとして、戦後の日常についても考えておこう」という気分を持つことが肝要かと思います。大規模な戦争で武器を用いるのとはまた違った、敵軍とにらみあいを続けながら平和なときを長く過ごすやり方に長けた人たち、というのがいます。これこそがかの有名な「緩和ケア」です。

緩和ケアというのはあたかも「治療法がすでにない人にその場しのぎの痛み止めをだすところ」みたいな間違ったイメージがありますが、実際には、**「戦争は戦争、それと同時に、街の平和な暮らしも大事にしようよ」ということを考える部門**です。がんだと診断された瞬間くらいから、そのがんの規模に関わらず、「緩和ケア科」と連携できると、がん診療から得られるものはとても大きくなります。「そんなことといってもいきなり自分で緩和ケア科を探すのは無理だよ」と思った方は、ぜひ、**「ソーシャルワーカー」**や、**その病院におそらく開設されている「がん相談支援センター」**に相談してみてください。なぜ今までここに電話しなかったんだろう、というくらい役立ちます。

がんの話はさまざまな本に出てきます。言っていることはさまざま。医者が書いた本ですとだいたい似たようなことが書いているのですが、「あれをやれ」と言ったり、「やるな」と言ったり、とかく私たちを悩ませます。

そんなとき、私たちの中に、情報を見極める基準のようなものがあると便利です。

私は本書をお読みの皆さんに、一つのキーワードをお渡ししておきます。

それは、

「がんを含めた医療というのはそもそも高度な戦争である」

ということ。

ちまたに売っている本に、「〇〇一つで健康に！」と書かれていたら、ぜひ想像してみてください。その本を書いた作者が、織田信長に謁見して、こう進言するところを。

「〇〇の弓矢を差し上げます！ 現在織田軍を包囲している足利、浅井・朝倉、本願寺、延暦寺、三好、そして上洛してくるであろう武田。これら全て、この矢さえあればたちどころに打ち払えます！ だってほら、矢が刺さったら痛いでしょう？ 効きそうでしょう？」

まぁ、そんな人がいたら、織田信長によって即刻打ち首にされると思うのです。笑止千万、なのです。

ヤムリエの作法

・新陳代謝が活発な上皮細胞では細胞更新が早く、中にはエラーも
・どの街にもチンピラ（がん）はいて、それを取り締まる警官（免疫）もいる
・たいていはチンピラどまり、しかし中には愚連隊になるものも……
・がんと戦ううえで重要なのは、患者の「体力」
・なので、患者の体のことを第一に考えてくれる病院を選ぶ
・がんを含めた医療は高度な戦争。「一本の矢」ではムリムリ

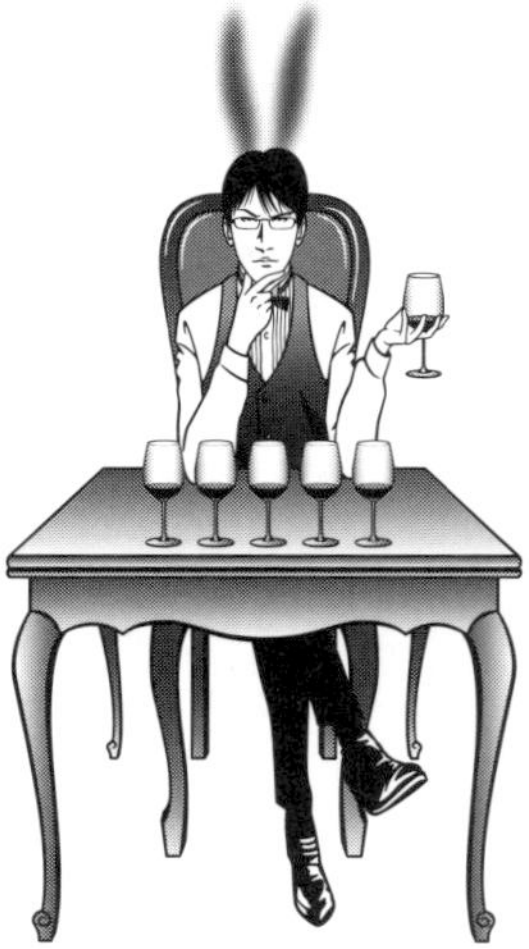

11. 鏡よ鏡
健康診断やがん検診で病院にかかるということ

もう11章です。各論は本章でおしまいです。

ここまでさまざまなお話をして参りました。


かぜの話。「いつもと違う」に気づこうということ。

高血圧や脂質異常症、耐糖能異常などは水流に影響をもたらすものだから気をつけたいということ。

病院というのは一度でカタがつくものではなく、診断と治療のバランスを探しながら、医療者と患者が二人三脚で落としどころを探していく場所であるということ。

「これはいつもとは違うぞ！」を判断するには「Q助」が便利[1]だということ。

そして……病院に通うことは恥ずかしいことではないけれど、気持ちはよくわかるよ、という、私の体験話。[2]

ヤムリエのささやき

ささやき1 総務省消防庁、万歳！

ささやき2 **お察しください・3。**

「がん診療」という複雑な戦争の話……。私はがんの話には人一倍思い入れがあります。前章ではあえて触れませんでしたが、私はそもそも病理診断医であり、私が戦う敵の代表は「がん」で、戦場における私の役目とはまさに「軍師」だからです。[3]

いろいろな病気を取り上げてきましたが、もちろんこのほかにも、病気というのは無数にあります。例えば、心に関わる体調不良、あるいはもっと直接的な心の不調については本書では触れていません。難病と呼ばれる、頻度が低くて診療方法が定まっていない病気の話もしていません。症状一つひとつについて、医学的にどういう解釈ができるのか、みたいな話[4]もしませんでした。

でも、そういった、語らなかった話も含めて。

まとめの総論として申し上げるならば、病気と戦うときには、医療者と患者がきちんと複数回のコミュニケーションをとることが最も大切だと私は考えています。

医療は常に、とても多くのことをいっぺんに考えて、「診断」「治療」「維持」を丹念に同時進行していかないと達成できません。

医療に限った話ではないでしょうが、複数の難しい仕事を同時に進めていこうと思ったら、コミュニケーションが不可欠です。職場内でのコミュニケーションももちろんですが、顧客と企業（患者と医者）とがサービス内容について深く意思疎通することが肝心なのです。

ささやき3　よかったら**『いち病理医の「リアル」』（丸善出版）**をお買い求めください。この本はとても大事に書いたのです。病理診断医が「軍師」であるという話もより詳しく出てきます。「リアル」ははじめた経緯と、医学書としてつくりはじめた経緯があり、お値段が高くなってしまいました。けれどすごくまじめに書きました。ほんとです。ご縁があればぜひ。

ささやき4　**『症状を知り、病気を探る』（照林社）**という本を書いています。もともと看護学生に向けて書いた本、つまりは「高校卒業後に医学に興味があって勉強したい人」向けに書いた本ですので、一般の皆さま方にも読んでいただいておりますさまざまな書店員さんがこの本を売ってくださり、全国に恩人ができました。大切な本です。他社ですけれど。

医療者と患者は、二人三脚で前に進んでいかなければいけません。**病院に行った、薬をもらった、飲んだ、治った、バイバイ、では医療は進まない**[5]ということです。

そうなるとやはり「いい医者に当たりたい」ですね。

優しくて会話が通じる医者がよいなと思います。

それ以上に、病院にいる全てのスタッフとのコミュニケーションが良好であれば、それだけ医療現場にいる複数の専門家たちから、大きな福音を受け取ることができるのだ、ということを覚えておきましょう。医療は聴診器と薬だけでは終わらないのです。おうちでどう過ごすか、薬をどう飲むか、日常をどんな姿勢で暮らすか、食事はどうするか。幅広いアドバイスをさまざまな職種の人々から受け取ると、思った以上にきめ細やかな医療が手に入ります。

そうそう、患者の側が、「いい病院は大きい病院のはずだ」[6]という考えに縛られるあまり、遠くて通うのが面倒な病院にこだわりすぎてしまうと[7]、そのぶん、医療とのコミュニケーションが取りづらくなります。盲点になりがちなポイントは、通いやすさ。ぜひ頭の片隅に。

ささやき5　「いや、進むじゃん、会話もせずに薬もらって帰ってくることあるよ」という人は、病院を医療の場ではなく「医薬品用のコンビニ」としてご利用いただいているのです。**〝コンビニ的医療〟**は、今後、AI診療が導入されることで、存在感を増してくるでしょう。その未来も楽しそうではありますが、一方で、人間が関与する〝医療〟は今後もコミュニケーションなしでは回っていかない……というかそちらがメインになっていくはずです。

ささやき6　間違っちゃいませんけどね。

ささやき7　お住まいの地域によっては、しょうがないこともありますけれどね。訪問医療とか遠隔医療がもっともっと発達するといいですね。

ここまでを振り返りがてら。少し、科学的[8]な言葉を用いてお話をします。

人体・生命は複雑系です。そこに生じる病気もまた、複雑系におけるバランスの異常と考えることができます。すなわち、病気とは、かつて考えられていたような「単一のメカニズムで簡単に説明できるようなもの」ではあり得ません。

「ウイルスが感染したからかぜ」。それは本当です。しかし、かぜの症状はウイルスそのものではなく、体内の警察（免疫）が、犯人（ウイルス）を排除しようと思う際に、戦闘の結果として生じるものがほとんどです。かぜ一つとっても、そこで起こっていることを一本の筋道で描くことはできません。

人間を理解し、病気を征服しようと思ったら、「複雑系を網羅的に解析」しなければ、メリットは享受できません。そこにはエビデンスが必要であり、統計学的処理を経ない「仮説」で場当たり的な診療をしてはいけません。

医療において必要なのは、敵を知ること。その分布を知り、程度を知り、構成している本質を見抜くこと。これは一般に診断と呼ばれます。さらに己を知ること。病気の背景にある自分自身の体力やキャパシティを正しくはかること。術前検査と呼ばれる検査などはここに当たります。治療は戦略的に調整され、決して医師とか医療者個人の「期待」だけを乗せて施行されるものではなく、過去の膨大な医学データに基づいて、すなわちevidence-based medicine（科学的根拠に基づいた医療）として行われます。加えて、疾病そのものを駆逐するだけを目的とせず、患者やその周囲の人々が今まで行ってきた日常活動を少しでもそのまま続けられるような維持活動、すなわち「ケア」が不可欠となります。これらを達成することができる「よい病院」とは、単に医師が有名であるとか患者数が多いなどといった単一パ

ささやき8　できるだけこういう文章を少なくしようと思って本書を書いてきましたが、ここまでを簡単にまとめようと思って、ここからしばらくのあいだは専門用語を使いました。でもすごく短く書きました。でもおそらくは大半の方にとって、何を言っているか半分くらいしかわからない文章になってしまいました。「**医療における説明の難しさ**」ですね……。医療、あるいは科学を説明する際、専門用語を使えば使うほど細かく深いニュアンスをすばやく伝えられます。だから専門医の言うことはよくわからなくなってしまうのです……。私は医者の気持ちも患者の気持ちもわかる気がしますし、その両者をつなげるような手段があるかどうかいつも悩んでいますが、まだ明確な答えは出ません。

ラメータに基づくものではなく、患者自身の生活スタイルが保ちやすく、また複雑な医療の説明をきちんと受けながら、二人三脚で疾病に立ち向かえるような病院を指します。大きい病院、小さい病院、それぞれのよさがあり、ソーシャルワーカーや支援センターなども利用しながら、自分にあった場所を選んで医療を受けるのがよいと私は考えます。

……うん、よし、書いた。まだ書いていないことはあるけれど。病気についてはほぼ書けた。これで、「病気のときの病院選び」はおしまい！

……だけど。

じつはまだ、もう一つ、まったく違う観点で語らなければいけないお話が残っています。それは、**「病気じゃないときの病院選び」**の話です。

「病気じゃないのに病院なんか選ばないだろう」

あなたはそう思われるかもしれません。でも、

病気じゃないときこそ、私たちは病院を選ぶのです。

例えば、もし私が重篤な病気にかかったら１１９番で強制的に病院に運ばれるでしょう。じつはそのタイミングで、私自身が病院を選択する余地はほとんどありません。

あるいは、もし私ががんにかかったら（私の中のがんが運悪く育ってしまったら）、まずは中規模程度の病院を選んで受診しますが、その先どの病院で治療を受けるかは、主治医と相談しながら決めるでしょう。私自身が選択することではありますが、私が持っている情報や私の個人的な思いだけで病院を選ばなければいけないわけではありません。がん相談支援センターを含め、専門家たちに尋ねながら決めていけばいいのです。

つまり、いざ病気になったときには、**病院選びというのは必ずしも全部自分でやるわけではない**[9]のです。

そのうえで。

健康なときに病院を選ぶ場合は、「自分で病院を選ぶ」必要があります。

具体的に例をあげましょう。

健康診断

がん検診

これらは、**まだ自分が病気だとわからない元気なときに受ける医療**です。そして、**病院選択の責任がほぼ全て自分にかかってくるという隠れた性質**[10]があります。

あぁ〜、と納得された方もいらっしゃるのではないでしょうか。

ささやき9　それでも少しでもいいところに行きたいと思うからこそ、あなたはこの本を読もうと思ってくださったのだろうと思います。たとえ自分で選ばなければいけない選択肢が、専門家によって全体の20％程度まで絞り込まれていようと、人間はその20％に責任を持つことに対して、思い悩みますからね。

ささやき10　だってまだ具合が悪くないんですから、どこに行くのもあなたの自由なんですもの。

本章では、健康診断やがん検診における病院の選び方についてお話しします。これが本当に各論の「最後」を飾ります。

＊　＊　＊

健康診断やがん検診を、どの病院で受けるか。どうやって受けるか。これらの質問には、じつは、明確な正解がありません。

ただ、「正解がない」というのは、「全て誤りだ」という意味ではないのです。**個々人ごとにそれぞれ異なる正解があり、万人に共通する正解がない**ということです。

この話は、構造が「生命保険」とか「自動車の任意保険」に似ています。

「家を借りるか、買うか」「どこに住むか」などにも似た考え方をしなければいけません。その方のライフスタイルや、家族構成、本人の性格などによって正解が異なるということです。

そうなると「選び方」もまた複雑だということがおわかりでしょう？

けれどね、原則を申し上げることはできます。生命保険にしても、どこに住むかにしても、人それぞれというだけではなくて、「最低限これだけは」というポイントがあるわけです。

遠回しに言うのはやめて、ポイントを申し上げます。

「国がすすめているものを優先」

「プラスアルファでお金を追加して受けるようなものは、趣味の延長と考えるべし」

では詳しく説明していきましょう。

いまどきの生命保険の営業さんたちに会いに行くと、とてもにこやかで人がよさそうで、ひたすら癒やされます。親身になって私のライフスタイルにあわせた保険商品を提案してくださいますから感謝しきりです。……表の顔は善良だけど腹の中は真っ黒、だったらいやですけれど、まぁ実際にいい人たちなんでしょう。

けれどね、不思議な話で。

私たちは日本という同じ国に暮らしていて、だいたい同じような生活をしているのですから、病気にかかる確率とかリスクなんて似通ってきそうなものです。もしそうであれば、かけておくべき保険の種類も、保険にかけていい金額も、だいたい決まってきそうなものじゃないですか。

それなのに、保険の商品というのは本当に無数にあります。詳しく調べてみると、こちらの保険を選ぶとあの病気にかかったときに保険金が下りづらいとか、こっちの保険では多くの病気をカバーするけれどお金が急に高くかかる、みたいなことになっています。

営業さんがにこにこと新商品をおすすめしてくると、私みたいな人間は、「そんなに言うならこっちの少し高いほうにしてみようかな」なんて気にもなるわけですが……でもそこではたと考え込むわけです。

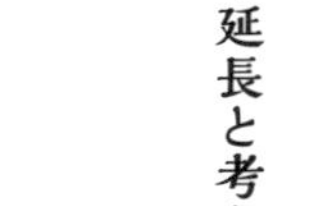

忘れた頃に現れるうさぎ

「なぜそんなお得な商品が『新商品』なんだろう、今も昔も病気になったらお金をもらうというスタイルは変わらないはずなのに、この後に及んで新しい戦略が開発されるというのは、どういうことだ……?」

なぜ保険はこれだけ複雑なのでしょう。

そもそも会社ごとに保険の値段が違うのも不思議です。

野菜の値段であれば輸送費とか手間をかけた割合、収穫量などによっていろいろ変わるのはわかるんですけれど。保険の考え方ってそんなに会社ごとに違うものですかねぇ。

な～んて。

答えはじつは本書の中に書いてきた話を理解すると、ある程度予想できるのです。

人体はとても複雑で、さまざまなメカニズムによってバランスが保たれた結果、私たちの日常は維持されているわけですが、「がん」に限らず、さまざまな理由で、サイコロの目がたまたま悪かった、というイメージで病気が発生します。

人によって病気のかかり方がバラバラ。出るタイミングもさまざま。

ですから、「こういう保険をかけておけば大丈夫、いざというときにお金が足りなくて困ったりはしない」みたいな予測が立てられません。

まったくわからないわけではないのです。ある程度はわかりますよ、統計学的に。

人間のうち2人に1人はがんにかかると言うんですから、がんと診断されたらお金が出るような保険に入れば、2人に1人は保険金を受け取れます。

でも、2人に1人はお金を受け取れない、とも言えます。統計は統計。1人しかいないあなたはあなた。私は私。

さあ、自分はがんになるだろうか？　と考えたときに、「絶対がんになるほうだ。だから保険に入ろう」なんて、みんながみんな、確信できるわけではないです。

すなわち個人の価値観に応じて保険は多様化していくわけです。


そうはいっても、多様化に任せていると危ない保険というのもあります。

それは例えば、自動車の、自賠責保険。

自動車を運転していて事故を起こしてしまう確率はそう高くはないですが、もし事故を起こした場合、自賠責保険に入っていないと「ほぼ間違いなく払いきれない額」のお金がかかります。払えないと自分も困るし、相手にも迷惑がかかる。


「これはあなた個人の問題ではないよ、やっとかないとあなたと社会の両方が迷惑するよ」

「今のあなたにとっては必要ないと感じられるだろうけれど、もし万が一のときにあなたが後悔しないために、強くおすすめする保険だよ」


このような感じで、国家というのは、「申し訳ないけどここまでは義務にしといたほうがいいと思うんだよな」と、強制加入制度の保険を導入しています。

健康診断もこれに近いところがあります。

毎年、この年齢を超えたらこれくらいはやっておいたほうがいいよ、調べて注意しておいたほうがいいよ、仕事をして他の人たちと関わりながら日常を送っているならばこれくらいはチェックしておいたほうがいいよ、と国が考えている内容が、**職場で受けろといわれる健康診断**[11]とか、**妊婦健診・乳幼児検診**とか、**学校検（健）診**です。

これらは保険にたとえると自賠責保険みたいなものです。

悪いこと言わないから受けときなよ、受けないときに被る不利益が大きすぎて心配だからさ。それに、受けないと周りにも迷惑かかるから。

時代が移り変わり、国民の生活スタイルが変わっていくと、健康診断の内容は少しずつ変わっていきます。私たちが密かに晒されている健康上のリスク（例えば、喫煙、食事内容など）が変わることで、病気のなりやすさも変わっていくためです。ですから、自賠責保険のように規定されている健康診断の項目もまた、少しずつ入れ替わっていくことがあります。入れ替わりながらも、「現在、日本で生活している人には、やはりこの項目は調べておいたほうがいいだろう」という項目が、健康診断でチェックされます。

ささやき11　根拠は「**労働安全衛生法**」です。国民の健康を増進しよう、というわけではなくて、働く人々、及びそのまわりの人たちが健康に過ごし続けるため、なんですよね。

ほぼ強制的に受けなければいけない健康診断がある一方で、「任意で受けていいよ」とされている健康診断・検診もあります。そういう保険は、どこまで受けるのがあなたのためか。

これが冒頭に「正解がない」と書いた話です。任意で受けられる健康診断・検診は、たとえるならば、任意の自動車保険にあなたがどれだけお金をかけるべきか、と同じような問題になるからです。あるいは、どこにマンションを借りたら子育てに便利か、いっそ一戸建てにして職場から遠いところで住むか、みたいな、答えのない人生の選択にとてもよく似ています。

自賠責保険的に全員に必ず受けさせることはできないけれど、このがんとこのがんに対する検診は、受けたほうがいいと思うなぁ、と国が考えているのは、現状、胃がん、子宮頚がん、肺がん、乳がん、大腸がんの5種類。

ここまでが、「できれば入っておいたほうがお得な任意保険」。時代に応じて考え方は変わるにせよ、現在の私は自分や家族に対して受診をおすすめしています。自動車運転のときだって、自賠責保険に加えて任意保険に一つは入るでしょう？　それと一緒です。

国民が健康にならないと、猛然と怒られてひどい目にあうこと間違いない厚生労働省。いろいろと叩かれることが多い組織ですが、非常に勤勉な方が多くいらっしゃいまして、「国民全員がやったほうがいいよ」という項目はきちんと選び出しています。[12] 国のやることは一つも信用できない、という信条の方もいらっしゃいますので強くは申し上げませんが、人々の目につきやすい場所で、ちょっとでも理論から外れるようなことをすると、ものすごい勢

ささやき12　もちろん今後も継続的に改良を加えていかなければいけない項目はたくさんあるんでしょうけれどね……。本書では詳しい話はやめておきます。

いで怒られるのが「国」。ですからその国がさまざまな人に殴られながらそれでも推奨を続けているものには、ある程度の信頼感があり、多くの医学者たちが「うん、まぁ、妥当だよね、今のところ」と認めています。つまり私は国が推奨している項目については基本的に受けたほうがいいよ、と考える立場です。

一方で、一人ひとりの多様な生活を観察していると、必ずしも全員におすすめできないな、個人が負担するお金のわりにあまり得が大きくないな、みたいな検査も出てきます。そういったものは、たいてい、病院の健康診断では、**「追加料金を払うと受診できる項目」**に含まれています。

いえ、追加料金を払う健康診断項目・がん検診が全てムダだ、と断言できるのではありません。そういうのが役に立つ人も、世の中にはおそらく（結構）いる。

それでも、国民の皆さんに強制する自賠責保険みたいなものではない、ということです。お金をかけたわりにリターンが少ないことは覚悟してください。

ギャンブル性がだんだん強くなってくる、ということです。

任意で追加した健康診断の項目で病気が見つかっても、「見つけた意味がない」ことだってある[13]くらいですから……。

ささやき13　病気を見つけるのは健康診断の目的ではないのです。「ある病気で苦しむ時間を短くする」、あるいは「ある病気のために命が縮まることを防ぐ」が健康診断の目的です。ちょっと極端なことを言いますけれど、例えば、ある「がん」が生命に危険を及ぼすまでに200年かかるとします。そんながんを見つける意味があるでしょうか？　ないのです。ほうっておけばいい。逆に、「あるサイズで見つかったら1日で死ぬがん」があったとします（ありませんが）。そのがんを見つけるのもほとんど意味がありません。残り1日、覚悟して過ごすことができる……というのはほとんどメリットになり得ないと思います。つまり、病気というのは何でも発見すればいいというものではないのです。

くり返しましょう。

「国がすすめているものを優先」

「プラスアルファでお金を追加して受けるようなものは、趣味の延長と考えるべし」

これらは健康診断やがん検診における鉄則です。この鉄則を超えてお金をかけるというのは、任意の生命保険の追加項目にどんどんお金をかけていくのと一緒です。世の中には、お金をかければかけるほど安心できるタイプの人もいらっしゃいますので、止めません。止めませんけれど、せっかくですから、「安く、ラクに」過ごしたほうがよくないですか。

＊　＊　＊

最後に。

「健康診断の数値に一喜一憂すべきか否か」について私の意見を申し上げます。

一喜一憂してもいいので、できれば賢く悩みましょう。

例えば、血圧。コレステロール。血糖。

これらは、「低く抑えれば抑えるほど健康にいい」と思われがちです。ただ、数字の持つ意味は、その方の年齢や、持っている病気の種類などによってもさまざまです。そして医学研究の世界でも毎年少しずつ意味が更新されています。

「医学もあてになんねぇな、去年と今年とで言ってることが違うじゃないか」

いえ、そういう訳でもありません。

医学研究の世界では、常に検討症例数が増えていきます。過去から現在、未来に向かって、一方的に発見が積み重ねられ、研究の数も増えていきます（当たり前ですよね）。統計データは症例数を重ねれば重ねるほど信頼度が増していきますから、毎年、データは精度よく更新されていきます。それを「去年と言ってることが違うだろう」というのは、少々、ナンクセに近いものだと言わざるを得ません。科学は常に進歩していきます。

加えて、先ほど申し上げました通り、社会は少しずつ変貌し、私たちが置かれた環境、食べているものなども日々変わっていきます。昔と今とで受けているリスクも違えば、振っているサイコロの種類だって少しずつ変わっていきます。がん検診なども、おそらく今後10年、20年と過ぎるうちに、さま変わりしていくことになるでしょう。それは過去や現在に行われている検診が無意味だったから、ではなくて、将来において私たちが受けるリスクを考えると、今と同じ検診が必要なくなる場合がある、ということです。

そのため、健康診断の値を巡る議論というものも、じつは毎年少しずつ移り変わっていきます。この値より高ければ気にせよ、ここまでは気にするな。本当にころころ変わってきたのです。

血液検査の数字が1とか10という範囲で移り変わっても、それは人体という都市がそのときはじき出した「誤差」かもしれませんし、長い年月をかけて物流に影響を与えるかどうかは、正直、振り返ってみないとわかりません。何せ基準も一定しない世界ですからね。

ですから健康診断の数値なんて気にしなくてもいい！　……というのは話を簡単にしすぎです。微妙な数字の上下を気にする必要はまったくないのですが、例えば、5年間毎年コレステロールの値が上がり続けているとか、ここ2年で体重が増える一方だ、みたいに、

「あなたのバランスが崩れている」

ことがわかるケースはあります。そう、単年で数字の大きい小さいを判断するのは少し難しいのですが、**経過を追っていくと情報が増え**、「もしや何か悪化しているのではないか……」と気づくきっかけになるのです。

ここで思い出していただきたいのは「一病息災」。

何か一つ、自分の体を気にするきっかけを手に入れて、かかりつけ医を手に入れることで、体のさまざまな変化に自分で責任を持てるようになる、という考え方です。健康診断の数字というのも、これと同じ使い方をしたらどうかな、というのが私の提案です。

言ってみれば、健康診断の数字というのはあなたを映す「鏡」です。その答えに一喜一憂するのもいいですが、鏡というのは本来毎日覗き込んで、自分の変化に気づくきっかけを与

えてくれるものです。鏡が「一番美しいのは白雪姫です」とたったひとこと述べただけで心を乱されてしまった残念なお妃様もいましたが、本来、お妃様は、ちょっとした変化に一喜一憂することなく、でも冷静に、自分の移り変わりをチェックしておけばよかったのです。

たとえ話ばかりではなくて、具体的な話をして本章を終わります。

まず、健康診断やがん検診の結果に「すぐに受診してください」というレベルの場合。これは、多くの医療者がそのデータを見ると「まずいな、病院にかかってほしい」と考える、という意味ですので、直ちに予定を整えて受診すべきです。

しかし、「次回まで経過をみましょう」とか、「要注意です」と書かれていたときには、それを「鏡」と考えて、自らの生活の習慣を見直したり、ほかの健康に気を遣ったりしながら、次の健康診断の結果が今回よりも悪くなるかどうかを判断すればいいのです。鏡を用いて経過を見るわけです。

あともう一つ。ここから書くことには根拠がないです。すみません。私だったら健康診断やがん検診の施設をどう選ぶか、という話です。

「なるべく大きい健診（検診）センター」を選んでいます。多くの患者をみて、多くの病気を見つけ出し、多くの医療機関へ紹介している場所。

今までと話が違いますよね。小さいところにもメリットがあるとあれだけ言っていたのに？

じつはですね、健康診断というのは膨大なデータの解釈によって成り立つ医療ですので、その施設自体にも大きなデータがあって、きちんと解析をくり返しているところのほうが安心だな……と思っているのですよね。センターの医師の人柄よりも、データの解析数が大きいほうが信頼しやすいと考えているのです。ですから検診のときだけは容赦なく大きめのところを選びます。

ただ、地方にお住まいの場合は必ずしもこうではありません。大きな病院が見つからないこともありますよね。そういうときは、

「その地方の住民から大きな病気が見つかったときに、都会への大きな病院へ何度も紹介している、都会とのパイプが多く経験が豊富そうなクリニック」

を選ぶとよいと思いますし、実際に知人にはそのようにすすめています。

急にテクニカルになったでしょう。ふふふ。理由はくり返しになる部分もあるので全ては書きませんが、「通いやすさ」「診断と治療と維持をその後、どのように続けていくか」を考慮すると、以上のような結論にたどり着くのです。ふふふ。

ヤムリエの作法

・病気と戦うときは、医療者と患者がきちんと複数回のコミュニケーションをとることが大切（まとめの総論）
・もう一つ大事なお話。病気じゃないときこそ、病院を選ぶ
・つまり、病気と診断されたらその先は主治医や専門家が病院を選ぶ
・病気でないときの健康診断や検診は、保険商品と考える
・受けておけば、受けないときに被る不利益を軽減できる
・健診や検診は国がすすめているものを優先（＋αは趣味の領域）

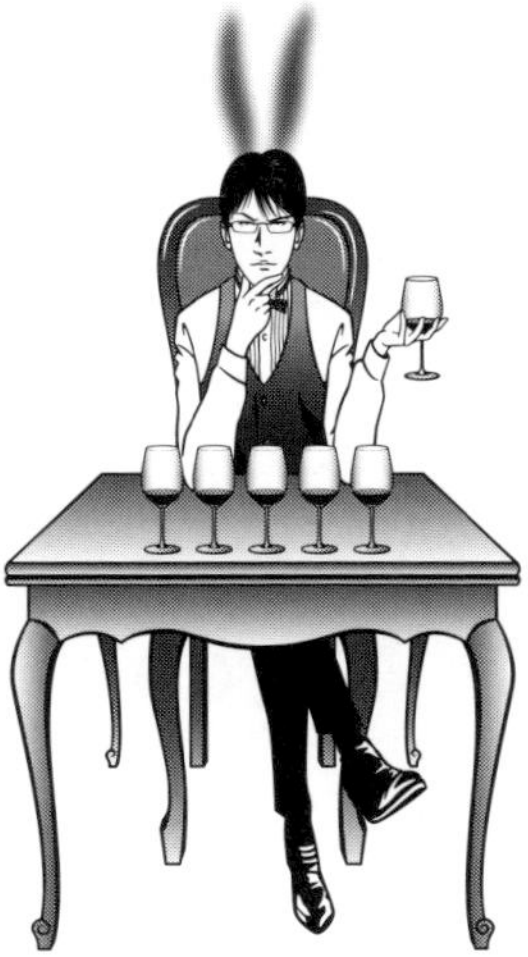

ヤムリエの作法

〜しまいのコトバ〜

エピローグ

しまいのコトバ、続きはウェブで

人呼んで病のソムリエ・ヤムリエを名乗っておいてアレですが。

ええと、私、ワインのことはちっともわかりません。

しかるべき席でしかるべき相手とワインを飲む場合を想像してください。すてきな同伴者が、例えば、このように言ってくれたとしましょう。


「このワインおいしいね！　どこのワインなのかな。知ってて選んでくれたの？」


さあ大事件です。だって何も知らないでソムリエ任せだったんですからね。でもここは、ぜひすばらしい返答をしたいですよね。ですから私の全知全能をかけて……グーグル検索をします。机の下で。こっそり。左手だけで。スマホで。

いい時代になったものです。

あなたはスマホをお持ちですか？　タブレットをお持ちですか？　パソコンをお持ちですか？　どれもお持ちでない方もいらっしゃいますね。そのときはご家族に調べていただいたり、図書館のパソコンを借りたりしてみましょうね。グーグルというのはすばらしいですよ。検索欄に用語を入れたら調べてくれる。例えば、検索した結果が「地名」とか「建物名」

ヤムリエのささやき

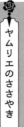

である場合には、住所と電話番号まですぐに表示してくれます。ついでにアクセス方法まで教えてくれます。どこでどうやって乗り換えて、料金はいくらかかって、みたいにね。

会話にかこつけて音声検索でひそかにワインを検索するわけです。ええと、アペラシオン、違うここはお酒の名前じゃないな、ええと……いや今別にフランスまでのルート検索しなくていいんだけどな。約7000キロ。うるせぇ。

実際、ワインについては、ソムリエに聞くよりグーグルに尋ねたほうが手軽な場面はいっぱいあるでしょう。商品の名前、生産地、そこでほかにどのようなワインがつくられているのか、値段、人気の生産年度。グーグルならすぐ見つかります。

でも……

グーグル検索はやはり、本物のソムリエにはまだぎりぎり勝てません。[1]

例えば、私が、ある高いワインを飲んだ後に、

「いや〜おいしいですね、だいぶ満足したなぁ。あとはグラスで数杯違うものをいただければ……」

とあいまいな感想を言いますと、ソムリエは勝手に察してくれるのです。本当は私がこう思っているのだということを。

（先ほど出してくださったこのワイン！　とてもおいしいですが、このワインを一本空けた今、じつは私の財布がピンチなので、次は似たような味でもう少しはっきりしてて、できれば少しお安いものを少量！　決してボトル一本ではなく！　さらっと出していただけ

ささやき1　よっぽど検索がうまい人ならば別でしょうけれども（2019年2月現在）。

ると……メンツが保てます）

ここで「それではおすすめのグラスワインなど」とにこやかに答えてくれるのがソムリエ！　忖度のかたまり！　ステキ！　グーグルには到底まねできません。

……なんてね。

結局病院選びにも、そういうところがあります。

ある病院の住所はどこなのかな、どんな医者が勤めているのかな、なんてことは、グーグル検索でいくらでも手に入る時代です。しかし、あなたの健康状態が今どのような感じかを考慮しつつ、交通や金銭的に通いやすいところの中から、コミュニケーションの上手な医者とスタッフがいる病院を探せ、と検索欄に入力しても、グーグルは答えようがないのです。

では、ネットで病院を検索するコツは……？

まったく情報なしで一から病院を探すとき、最寄りの大学病院を第一候補にするのは、さまざまな理由でおすすめできません。大きすぎます。待たされすぎます。専門的すぎるからです。ですから、大学病院についてはあまり考えないほうがいい……。

けれどもここに逆転の発想があります。

お住まいの地域のうち、一番近い「大学病院」の、専門科のホームページを探してみましょう。血液検査で肝臓の数値が悪ければ「肝臓内科」、乳がん検診で乳がんが疑われたならば「乳腺外科」、おしっこに血が混じったならば「腎臓内科」や「泌尿器科」。

大学病院の専門科は、俗に「医局」と呼ばれます。肝臓内科なら肝臓内科医局。泌尿器科なら泌尿器科医局です。そこには「スタッフ」のような欄があり、たくさんの医師が登録されていると思います。

そのプロフィールを眺めていると、ときおり、医師たちの「経歴」が記載されていることがあります。

例えば、○○大学肝臓内科の准教授。

○○県立病院で5年間働いた後、アメリカ△△大学で4年間。その後、○○県大学に戻ってきて、講師となり、○○市民病院の部長を兼務しながら……。

この経歴は結構役に立ちます。○○大学の肝臓内科は、○○県立病院と、○○市民病院と、連携をしているんだな、ということがわかるからです。

これを「関連病院」といいます。

大学・医局の「関連病院」というのは、大学と人事交流があります。小説などですと、関連病院は俗に「医局の犬」みたいな扱われ方をしており、あまりいい印象がありませんが、実際には大学の高度な診療と連携をとりながら、病院の規模に応じた医療を提供する、しっかりした病院もたくさんあります。

関連病院がわかると、いろいろなことが予想できるのです。

「そうか、これからもし私が○○市民病院を受診して、そこで高度な医療が必要だと判断されたら、そのときは○○大学を紹介されるのだな」

こういったことが推測できます。

小規模のクリニックのホームページも見てみましょう。開業医はたいてい、自分の経歴として、どこの大学を出て、その後どこで働いてから開業した、という経歴が書いてあります。このとき、**クリニックの住所と、過去に働いていた病院とが比較的近いならば、その人は「もといた病院と仲良くやれているのかな」**[2]と思います。また、クリニックのホームページには、実際に「もし大きな病気が見つかったときには、○○大学と連携して診療を行うことができます」と、紹介先を書いてくれている場合もあります。私はこういう情報をきちんと患者に提供してくれる病院のほうが好きですね。

本書でここまで見てきたように、「通いやすい病院から選ぶ」というのは医療を「安く、ラク」に受けるための秘訣です。それを踏まえたうえで、ネットで病院検索をするとき、私は「その病院が通いやすいか」に加えて、「その病院はいざというときにどのような大病院と連携をしているか」を知りたいな、と思って、実際に調べてみます。

かなりマニアックですけれど。病院のホームページをただ漫然と見るよりも、よっぽどいろいろ見えてきますからね。一度お試しください。

病院選びだけではなく、病気のことを直接調べたいときは……。

ささやき2　もといたところと大げんかして、腹いせにその病院の患者を全部奪ってやろうと近隣に開業する……みたいな話も昔はあったようですが、今どきそんなリスキーなことをする医者はあまりいないと思います。

・救急車を呼ぶか呼ばないか、この病気は重いのか軽いのか、調べたいときには「Q助」[3]
・小児の病気について検索したいときには、もう一つ、日本小児科学会が提供している「こどもの救急」[4]もご参考に
・がんのことを調べるときには、まず第一に、「がん情報サービス」[5]。ここが最強
・それ以外のあらゆる病気を調べようと思ったら、企業のホームページではありますが、「MSDマニュアル」[6]がおすすめです。ここは昔「メルクマニュアル」という名前で提供されていました。製薬会社がつくっているから製薬会社に都合のよいことが書かれているのではないか、という懸念もありそうですが、じつにクリーンなサイトです

このあたりは核として覚えておくとよいでしょう。

最後にちょっとしたあとがきを。

私は本書において、自分の家族の思い出……もっと言えば、祖母の思い出を書くつもりで

ささやき3　「Q助」(http://www.fdma.go.jp/neuter/topics/filedList9_6/kyukyu_app.html).

ささやき4　「こどもの救急」(http://kodomo-qq.jp).

ささやき5　「がん情報サービス」(https://ganjoho.jp/public/index.html).

ささやき6　「MSDマニュアル」(https://www.msdmanuals.com/ja-jp/%E3%83%9B%E3%83%BC%E3%83%A0).

した。原稿を用意し始めた最初の頃の目次案には、「8章　祖母の思い出」という項目がきちんと用意してあったのです。

しかし、原稿を進めていくうちに私の脳には霧がかかりました。

3章、4章を書き進めているあたりで、私はとうとうそれ以上文章が書けなくなってしまいました。「祖母のことを書こう」という思いが強すぎて、かえって本書全体の進行が激しく阻害され、私は袋小路に何カ月も留まることになりました。

私は医師であり、多くの病気の診断や分類を専門としている病理専門医です。特に各種の「がん」については深い知識があります。

祖母もまた、がんでした。

私は祖母が受けた医療について、大きな納得と、大きな満足があります。家族・親戚からも、祖母や私の選択は評価されました。

それでも、何年経っても消えない後悔があります。これがどうしても書けません。書けば誰かの役に立つだろうとはわかっているのです。しかし手が止まってしまう。

いちおう述べておきますが、その後悔というのは、医療に対する不満ではありません。医療者は皆、医師もスタッフも含めて、最善を尽くしてくださいました。当時の医療制度に対する不信感ややるせなさも別にありません。私を含めた誰かが非人道的な行為をとったわけでもありません。家族は皆常識的でした。そこに「悪人」はおりませんでした。何も間違ってはいなかったのです。

そのうえで、私は、**もっと「ケア」を幅広く提案するべきだった**と、今でも悔やんでいます。祖母のみならず家族全てのために「緩和的な維持管理」をもっと進めていくべきだったのに、それがうまくできなかった。

別に私の能力が足りなかったからと言いたいわけではありません。人の死というイベントにおいて、仮に医師だからといっても、個人が抵抗できることなどたかがしれています。あれから少し年をとった私はそのことをよく理解しています。

でも当時の私はすでに、「緩和的な維持をする近未来」をある程度見ていたはずでした。なぜかといえば、私は職業的に「末期がん」に対して元来誰よりも考えてきた医師だったからです。いってみれば「死の専門家」であった私が、最も身近な家族に対して、よりよき緩和維持を提案・準備できなかったことは、私の心の中に小さなささくれのように残り続けています。

当時、同様の状況におかれた人は誰であろうと、私と似たり寄ったりの選択をしたでしょう。死に向かう祖母も大きな悲しみを背負っていたわけではありません。一般的には、悲しさの中にも安らぎのある「末期」であったと理解しています。

それでも、私は、医師である前に一人の人間でした。一つの喪失に対する深い悲しみを受容するのに長い時間を要しており、そこには些細ですが、消えない後悔が混じっています。

医師であろうとも、病とは理不尽そのものです。

医療とは万能ではありません。

私は祖母の死を通じてそのことを痛感しました。そして、本書を著しながら、

「にこにこと医療を選ぶというのはステキな幻想だ。絶対にいつかどこかで悔やむことになる。必ず誰かが辛い思いをする」

という思いを強めました。これにより原稿がまったく進捗しなくなりました。袋小路に落ち込んでから3カ月、ようやく、以上の文章に「下の句」が連なったのです。

「それでも、個人ではどうにもならないような強大な敵を知り、多くの人々とコミュニケーションをしながら、のらりくらりとやり過ごそうと願うことには、意味がある」

祖母のことは、もう書けない。それでも本書は書ける。病院選びとは、つまりそういうことだからだ。

とうとう、4章が書き上がりました。2018年8月7日のことです。[7] それから3日間で5章から11章までを一気に書き上げ、現在、最終章（エピローグ）を執筆しています。これで本書の原稿は全て整いました。

ささやき7　企画をいただいてから5か月後のことでした。序盤はとにかく苦戦したのです。

医療とは科学です。科学は常に進歩を続けるものであり、数年前に私が置かれた喪失感は、おそらく今後、社会科学の側面から多少なりとも解消されていくことでしょう。また、医療はときに文学でもあります。文学は人の悲しみを無慈悲に増幅するものではありません。伝え手と受け手とがコミュニケーションをくり返す過程を通じて、個々人ではどうにもならない現実世界の理不尽に対し、心の世界から一矢報いてくれるものです。

科学と文学、両方やらなければいけないのが医療の辛いところです。

そして、圧倒的に楽しい[8]ところでもあります。

（おわり）

ささやき8　本書を読んで「圧倒的に楽しい」と思われなかった方も多くいらっしゃるでしょう。あまり楽しそうには書けませんでしたからね。ぐだぐだと悩んでいた私が悪いのです。代わりといってはなんですが、私はブログ**『脳だけが旅をする』**（**http://dryandel.blogspot.com**）で、「病理の話」と「それ以外の話」をなるべく楽しく書き続けています。よろしければそちらもご覧ください。営利目的ではありませんのでご心配なく。以上、続きはぜひ、ウェブで。

ヤムリエの作法・Presents
#7119（救急安心センター事業）等の全国展開一覧 （2019年2月調べ）

都道府県	該当地域	相談ダイヤル	開設時間	注　釈
北海道	札幌市、石狩市、新篠津村、栗山町、島牧村、当別町	#7119 または、011-272-7119	24時間	実施地域は2018年5月時点
青森県	全域	0120-73-3620	24時間	医療機関案内のみ
岩手県		いわて医療ネット（http://www.med-info.pref.iwate.jp）		左記にお問い合わせください
宮城県	全域	#7119 または、022-706-7119	平日：19時〜翌8時 土曜日：14時〜翌8時 休日：24時間	
秋田県		あきた医療情報ガイド（http://www.qq.pref.akita.lg.jp/qq05/WP0101/RP010101BL.do）		左記にお問い合わせください
山形県	全域	#8500 または、023-633-0799	19時〜翌10時	
福島県	全域	0120-963-990	24時間	
茨城県	全域	#7119 または、03-5367-2365	月〜土：9：30〜17：30 休日：9時〜翌9時	医療機関案内のみ
栃木県	全域	#7111 または、028-623-3344	18時〜22時	
群馬県	前橋市	027-221-0099	24時間	医療機関案内のみ
	高崎市、安中市	027-325-0011	24時間	医療機関案内のみ
	桐生市、みどり市	0277-22-0099	24時間	医療機関案内のみ
	太田市、大泉町	0276-45-7799	24時間	医療機関案内のみ
	伊勢崎市、玉村町	0270-23-1299	24時間	医療機関案内のみ
	館林市、板倉町、明和町、千代田町、邑楽町	0276-73-5699	24時間	医療機関案内のみ
	沼田市、片品村、川場村、昭和村、みなかみ町	0278-24-0099	24時間	医療機関案内のみ
	渋川市、榛東村、吉岡町	0279-23-0099	24時間	医療機関案内のみ
	藤岡市、上野村、神流町、高崎市吉井町	0274-23-6699	24時間	医療機関案内のみ
	富岡市、甘楽町、下仁田町、南牧村	0274-64-0099	24時間	医療機関案内のみ
	草津町、東吾妻町、長野原町、中之条町、高山村、嬬恋村	0279-68-2399	24時間	医療機関案内のみ
埼玉県	全域	#7119 または、048-824-4199	24時間	
千葉県	全域	#7009 または、03-6735-8305	平日・土曜日：18時〜23時 休日・年末年始：9時〜23時	

※小児救急電話相談（＃8000）は、自治体により運用が異なるため、「こどもの救急」（http://kodomo-qq.jp）を確認ください。

都道府県	該当地域	相談ダイヤル	開設時間	注　釈
東京都	23 区	#7119 または、03-3212-2323	24 時間	
	多摩地区	#7119 または、042-521-2323	24 時間	
神奈川県	横浜市	#7119 または、045-222-7119	24 時間	
	川崎市	044-739-1919	24 時間	医療機関案内のみ
	相模原市	044-756-9000	24 時間	医療機関案内のみ
新潟県	全域	#7119 または、025-284-7119	19 時～翌 8 時	
富山県		とやま医療情報ガイド（http://www.qq.pref.toyama.jp/qq16/qqport/kenmintop）		左記にお問い合わせください
石川県		石川県医療・薬局機能情報提供システム（http://i-search.pref.ishikawa.jp）		左記にお問い合わせください
福井県	全域	0120-987-199	24 時間	自動応答サービスによる医療機関案内
山梨県	山梨県救急医療情報センター（甲府市及び中巨摩東部地区を除く全地域）	055-224-4199	24 時間	医療機関案内のみ
	甲府市全域・中央市・昭和町・甲斐市（旧双葉町除く）	055-226-3399	24 時間	医療機関案内のみ
	都留市、大月市、上野原市	0554-45-0119	24 時間	医療機関案内のみ
	富士吉田市、西桂町、富士河口湖町、忍野村、山中湖村、鳴沢村	0555-23-4444	24 時間	医療機関案内のみ
	韮崎市、北杜市、甲斐市（旧双葉町）	0551-22-0119	24 時間	医療機関案内のみ
	笛吹市	055-261-0119	24 時間	医療機関案内のみ
	市川三郷町、富士川町、早川町、身延町、南部町	055-272-1919	24 時間	医療機関案内のみ
	山梨市、甲州市	0553-32-0119	24 時間	医療機関案内のみ
	南アルプス市	055-283-0119	24 時間	医療機関案内のみ
長野県	全域	0570-08-8199	24 時間	医療機関案内のみ
岐阜県	岐阜市、瑞穂市、本巣郡、本巣市、山県市	058-262-3799	24 時間	医療機関案内のみ
	各務原市	058-382-3799	24 時間	医療機関案内のみ
	羽島市	058-392-3799	24 時間	医療機関案内のみ
	羽島郡	058-388-3799	24 時間	医療機関案内のみ
	大垣市、安八郡、池田町	0584-88-3799	24 時間	医療機関案内のみ
	海津市	0584-53-3799	24 時間	医療機関案内のみ
岐阜県	養老郡、大垣市上石津町	0584-32-3799	24 時間	医療機関案内のみ
	不破郡	0584-23-3799	24 時間	医療機関案内のみ
	揖斐川町、大野町	0585-32-3799	24 時間	医療機関案内のみ

都道府県	該当地域	相談ダイヤル	開設時間	注　釈
岐阜県	関市、美濃市	0575-23-3799	24 時間	医療機関案内のみ
	郡上市	0575-65-3799	24 時間	医療機関案内のみ
	美濃加茂市、可児市、加茂郡、可児郡	0574-25-3799	24 時間	医療機関案内のみ
	多治見市	0572-23-3799	24 時間	医療機関案内のみ
	瑞浪市	0572-68-3799	24 時間	医療機関案内のみ
	土岐市	0572-55-3799	24 時間	医療機関案内のみ
	中津川市	0573-65-3799	24 時間	医療機関案内のみ
	恵那市	0573-25-3799	24 時間	医療機関案内のみ
	下呂市	0576-25-3799	24 時間	医療機関案内のみ
	高山市、大野郡	0577-34-3799	24 時間	医療機関案内のみ
	飛騨市	0577-74-3799	24 時間	医療機関案内のみ
静岡県	全域	0800-222-1199	24 時間	医療機関案内のみ
愛知県	名古屋市、東海市（上野局）、清須市、あま市、大治町	052-263-1133	24 時間	医療機関案内のみ
	豊橋市、豊川市、蒲郡市	0532-63-1133	24 時間	医療機関案内のみ
	岡崎市、幸田町	0564-21-1133	24 時間	医療機関案内のみ
	一宮市、稲沢市、岩倉市、江南市、大口町、扶桑町	0586-72-1133	24 時間	医療機関案内のみ
	瀬戸市、尾張旭市、日進市、みよし市、長久手市、東郷町	0561-82-1133	24 時間	医療機関案内のみ
	半田市、常滑市、武豊町、阿久比町、美浜町、南知多町	0569-28-1133	24 時間	医療機関案内のみ
	春日井市、北名古屋市、犬山市、小牧市、豊山町	0568-81-1133	24 時間	医療機関案内のみ
	津島市、愛西市、弥富市、蟹江町、飛鳥村	0567-26-1133	24 時間	医療機関案内のみ
	刈谷市、知立市、安城市、高浜市、碧南市	0566-36-1133	24 時間	医療機関案内のみ
	豊田市	0565-34-1133	24 時間	医療機関案内のみ
	西尾市	0563-54-1133	24 時間	医療機関案内のみ
	東海市（上野局を除く）、大府市、知多市、東浦町、豊明市	0562-33-1133	24 時間	医療機関案内のみ
	新城市	0536-22-1133	24 時間	医療機関案内のみ
	設楽町、東栄町、豊根村	0536-62-1133	24 時間	医療機関案内のみ
	田原市	0531-23-1133	24 時間	医療機関案内のみ
三重県	全域	059-229-1199	24 時間	医療機関案内のみ
滋賀県	大津市	077-525-3799	24 時間	医療機関案内のみ、FAX 可
	草津市、守山市、栗東市、野洲市	077-553-3799	24 時間	医療機関案内のみ、FAX 可
滋賀県	甲賀市、湖南市	0748-62-3799	24 時間	医療機関案内のみ、FAX 可
	近江八幡市、東近江市、蒲生郡、愛知郡	0748-23-3799	24 時間	医療機関案内のみ、FAX 可

都道府県	該当地域	相談ダイヤル	開設時間	注　釈
滋賀県	彦根市、犬上郡	0749-23-3799	24 時間	医療機関案内のみ、FAX 可
	長浜市、米原市	0749-63-3799	24 時間	医療機関案内のみ、FAX 可
	高島市	0740-22-3799	24 時間	医療機関案内のみ、FAX 可
京都府	全域	075-694-5499	24 時間	医療機関案内のみ、FAX 可
大阪府	全域	#7119 または、06-6582-7119	24 時間	
	全域	06-6693-1199	24 時間	医療機関案内のみ
兵庫県	神戸市	#7119	24 時間	
奈良県	全域	#7119 または、0744-20-0119	24 時間	
和歌山県	田辺市	#7119	24 時間	
	全域	073-426-1199	24 時間	医療機関案内のみ
鳥取県	全域	#7119 または、03-5367-2364	平日：19 時〜翌 8 時 土日祝日・年末年始：8 時〜翌 8 時	
島根県		島根県ホームページ（https://www.pref.shimane.lg.jp/medical/kenko/iryo/byouin-shinryosho/kyukyu-iryoukikan.html）		左記にお問い合わせください
岡山県		おかやま医療情報ネット（http://www.qq.pref.okayama.jp）		左記にお問い合わせください
広島県	広島市、呉市、竹原市、大竹市、東広島市、廿日市市、安芸高田市、江田島市、府中町、海田市、熊野町、坂町、安芸太田町	#7119 または、082-246-2000	24 時間	
	全域	0120-16-9901	24 時間	医療機関案内のみ
山口県	岩国市、和木町	#7119 または、082-246-2000	24 時間	
	山口市	083-932-6119	24 時間	
	岩国市、玖珂郡和木町、岩国市由宇町、岩国市玖珂町、岩国市周東町、岩国市本郷町、岩国市錦町、岩国市美川町、岩国市美和町	0120-37-9901	24 時間	医療機関案内のみ
	柳井市、熊毛郡上関町、熊毛郡田布施町、熊毛郡平生町、大島郡周防大島町	0120-37-9902	24 時間	医療機関案内のみ
	周南市、下松市、光市	0120-37-9903	24 時間	医療機関案内のみ
山口県	防府市、山口市徳地、山口市秋穂（防府地域）、山口市小郡（防府地域）	0120-37-9904	24 時間	医療機関案内のみ

都道府県	該当地域	相談ダイヤル	開設時間	注　釈
山口県	山口市、山口市阿東、山口市秋穂（山口地域）、山口市小郡（山口地域）、山口市阿知須、美祢市（旧美東町）、美祢市（旧秋芳町）	0120-37-9905	24時間	医療機関案内のみ
	宇部市、山陽小野田市（旧小野田市）、山陽小野田市（旧山陽町）、美祢市（旧美祢市）	0120-37-9906	24時間	医療機関案内のみ
	下関市、下関市菊川町、下関市豊田町、下関市豊浦町、下関市豊北町	0120-37-9907	24時間	医療機関案内のみ
	長門市、萩市、阿武郡阿武町	0120-37-9908	24時間	医療機関案内のみ
徳島県		医療とくしま（http://anshin.pref.tokushima.jp/pref_med/holiday）		左記にお問い合わせください
香川県	全域	087-812-1055	19時～翌8時	
	全域	0120-979-199	24時間	医療機関案内のみ
愛媛県	全域	0120-962-119	24時間	医療機関案内のみ
高知県	全域	088-825-1299	24時間	医療機関案内のみ
福岡県	全域	#7119 または、092-415-3113	24時間	
佐賀県	佐賀市、多久市、小城市、神埼市、吉野ヶ里町	0952-31-8899	24時間	医療機関案内のみ
	鳥栖市、三養基郡	0942-83-0063	24時間	医療機関案内のみ
	唐津市、東松浦郡	0955-73-0043	24時間	医療機関案内のみ
	伊万里市、西松浦郡	0955-22-3852	24時間	医療機関案内のみ
	武雄市、鹿島市、嬉野市、藤津郡、杵島郡	0954-22-4207	24時間	医療機関案内のみ
長崎県		長崎県救急医療情報システム（http://www.pref.nagasaki.jp/kyukyu）		左記にお問い合わせください
熊本県		くまもと医療ナビ（http://mis.kumamoto.med.or.jp）		左記にお問い合わせください
大分県		おおいた医療情報ほっとネット（https://iryo-joho.pref.oita.jp）		左記にお問い合わせください
宮崎県		みやざき医療ナビ（http://www.e-navi.pref.miyazaki.lg.jp）		左記にお問い合わせください
鹿児島県		かごしま医療情報ネット（http://iryo-info.pref.kagoshima.jp/qqport）		左記にお問い合わせください
沖縄県		うちなぁ医療ネット（http://imuutina.pref.okinawa.lg.jp）		左記にお問い合わせください

「ら」の行

「わ」の行

「アルファベット」の行

「数」の行

「は」の行

「ま」の行

「や」の行

「た」の行

「な」の行

「さ」の行

索　引

「あ」の行

「か」の行

❀プロフィール
市原　真（いちはら しん）

1978年生まれ。2003年北海道大学医学部卒。国立がんセンター中央病院（現国立がん研究センター中央病院）研修後、札幌厚生病院病理診断科へ（現、同科医長）。医学博士。病理専門医。臨床検査管理医。細胞診専門医。

共著に『上部・下部内視鏡診断マル秘ノート2』（医学書院）など多数。単著に『症状を知り、病気を探る』（照林社）、『いち病理医のリアル』（丸善出版）、『病理医ヤンデルのおおまじめなひとりごと』（大和書房）がある。

SNSでは、Twitter名【病理医ヤンデル】として知られる（フォロワー数98,228；2019年3月7日時点）。ブログ『脳だけが旅をする』日々更新。

Dr.ヤンデルの病院選び　～ヤムリエの作法～

平成31年4月20日　発　行

著作者　市　原　　　真

発行者　池　田　和　博

発行所　丸善出版株式会社

〒101-0051 東京都千代田区神田神保町二丁目17番
編 集：電 話(03)3512-3262／FAX(03)3512-3272
営 業：電 話(03)3512-3256／FAX(03)3512-3270
https://www.maruzen-publishing.co.jp

組版印刷・株式会社 真興社／製本・株式会社 松岳社

ISBN 978-4-621-30375-7　C 0047　Printed in Japan